물리치료사를 위한 **진단영상학**

Imaging Handbook for Physical Therapists

JN445550

물리치료사를 위한

진단영상학

IMAGING HANDBOOK FOR PHYSICAL THERAPISTS

김명준 외 옮김

Mark W. Cornwall, PT, PhD, CPed, FAPTA

Professor and Chair
Department of Physical Therapy
Northern Arizona University
Flagstaff, Arizona

Elle Nyre, PT, MS

EntireCare, Village of Oak Creek
Sedona, Arizona

John H. Harris, Jr, MD, DSc, FACR

Professor Emeritus
Department of Radiology and Interventional Imaging
University of Texas Medical School - Houston
Houston, Texas

Wolters Kluwer
Health
Philadelphia • Baltimore • New York • London
Buenos Aires • Hong Kong • Sydney • Tokyo

영 문 출 판 사

■ 옮긴이 (가나다 순)

김명준 경동대학교 물리치료학과 교수
양대중 세한대학교 물리치료학과 교수
전재국 강남우리들병원 척추건강치료실 실장
정병옥 김천대학교 물리치료학과 교수
정형국 안산대학교 물리치료과 교수
주정열 경운대학교 물리치료학과 교수

Imaging Handbook for Physical Therapists

by Mark W. Cornwall, PT, PhD, CPed, FAPTA & Elle Nyre, PT, MS & John H. Harris, Jr, MD, DSc, FACR

경고(disclaimer)

치료는 정보의 정확성을 확인하고 일반적으로 인정되는 관행을 설명하기 위해 시행되어 왔다. 하지만 저자, 편집자, 그리고 출판사는 이 책의 정보의 오류 또는 누락이나 어떤 상황에서의 적용에 대해 책임을 지지 않으며 표현 또는 암시, 보편성, 완성도, 또는 발행물 내용의 정확성을 보장하지 않는다. 특정한 상황에서 이 정보의 적용은 전문가에게 전적인 책임이 있다; 추천 및 설명된 임상치료는 절대적이지 않으며 일반적인 추천으로도 볼 수 없다. 저자, 편집자, 출판사는 이 문서에 명시된 약물과 복용량 선택은 출판 시 현재의 권고와 지침에 대한 보장을 위해 모든 노력을 기울였다. 그래서, 지속적인 조사, 정부 규제의 변화, 그리고 약물요법과 약물 반응에 관한 정보의 흐름을 고려하여 독자는 지침서에서 어떤 변화에 따른 각각 약물의 투입과 복용량, 그리고 추가된 경고와 주의사항을 확인해야 한다. 추천된 약물이 신약이거나 빈번하게 사용되지 않는 약물일 경우 특히 중요하다. 이 발행물에서 제시된 몇몇 약물들과 의료기구는 엄격한 연구 환경에서 제한된 사용을 위해 식약청(FDA)에서 허가를 받았다. 임상적인 적용을 위한 각각의 약물 또는 장치의 FDA 확인은 의료 제공자의 책임이다.

물리치료사를 위한 **진단영상학**

2016년 1월 22일 초판인쇄
2016년 1월 29일 초판발행

지은이 : Mark W. Cornwall & Elle Nyre & John H. Harris Jr.
옮긴이 : 김 명 준 외
발행인 : 박 병 조
발행처 : 도서출판 영문출판사
등 록 : 1987년 12월 21일 제2-419호
주 소 : 서울시 강남구 삼성동 69-1
전 화 : (02) 514-5590, 776-5590
팩 스 : (02) 756-8943
홈페이지 : www.ymsbook.net
E-mail : yeongmunsa@empal.com
정 가 : 18,000원
ISBN 978-89-7224-378-6 93510

※ 파본은 교환해 드립니다.

The *Imaging Handbook for Physical Therapists* is
dedicated to Elle Nyre, PT, MS, a long time
dear friend, who provided the inspiration
and the genesis for this Handbook

and

Catherine C. Harris (deceased), my
extraordinarily magnificent wife, who provided
the impetus for its completion.

John H. Harris Jr, MD, DSc, FACR

Reviewers / 재검토해 주신 분들

Diane Heislein, PT, DPT, MS, OCS
Clinical Associate Professor
Boston University
Boston, Massachusetts

Angela Lewis Kramer, PT, MPT, DPT
Physical Therapist/Assistant Clinical Professor
University of Maryland
Baltimore, Maryland

David Krause, PT, DSc, MBA, OCS
Educator, Assistant Professor
Mayo Clinic
Rochester, Minnesota

Paul Reuteman, PT, DPT, OCS, ATC-L
Clinical Associate Professor
University of Wisconsin
La Crosse, Wisconsin

Becky Rodda, PT, DPT, OCS
Clinical Associate Professor
University of Michigan
Flint, Michigan

Marcia Miller Spoto, PT, DC, OCS
Professor
Nazareth College
Rochester, New York

Eddie Traylor, PT, MEd, DPT
Assistant Professor
Langston University
Langston, Oklahoma

Kathleen Woken, PT, SCS, ATC
Sanford Health
Fargo, North Dakota

Ira Gorman의 서문 / Foreword

서문을 쓰고 있는 이 순간, 새학기가 시작되었다. 영상학 강좌 I 은 12년 전에 개설되었으며, Regis 대학교 물리치료 박사과정(DPT) 학생들을 대상으로 이루어졌다. 원래 강좌명은 방사선학이었지만, 진단영상학으로 개명되었고, 이에 맞게 내용도 바뀌었다. 나는 온라인으로 물리치료 박사과정 학생들을 교육해 왔다. 내가 물리치료학과에 들어갈 때만 해도, 방사선학은 정식 교과목이 아니었고, 근육뼈대계와 신경계 교과목의 한 부분이었다. 내가 학생 때 방사선학을 강의하신 분들도 강의 내용과 관련된 영상만을 보여주었다. 석사과정의 PT 프로그램을 시작할 때도 이런 강의 패턴이 계속 유지되었다. PT 교수진은 영상학 기초와 적절한 용어에 대한 내용을 언급하지 않고, 관련 영상만을 보여주는 식으로 수업이 이루어졌다. 우리 대학의 물리치료 석사과정이 박사과정으로 바뀌었고, 비록 영상학이 여전히 한 학기에 국한되어 수강할 수 있지만, 다른 커리큘럼이 추가되었다. 이로 인해 박사과정 학생들에게 관련 병리가 어떻게 생겼는지를 보여줄 뿐만 아니라 기계, 전문 용어, 기술과 관련된 진단영상학 기초를 제대로 제공할 수 있게 되었다. 임상에서 일하는 물리치료사와 DPT 과정을 밟지 않는 물리치료사들은 다른 교육강좌나, 세미나, 실습 등을 통해 영상학에 관한 추가 정보를 얻고 있다.

박사과정 학생과 교수진이 이용할 수 있는 교재와 온라인 자료들은 매우 많지만, 임상 물리치료사를 위한 교재는 거의 없는 편이다. 박사과정으로 진학하여, 우리의 커리큘럼에 영상학과 감별진단학을 추가시킬 때, 본 교재와 같은 자료가 특히 필요하다.

학생들이 온라인 자료보다 교재를 덜 선택하는 시기에, 교재의 간결성은 매우 중요한 요소라고 생각된다. 본 교재는 압축적이고 간결하지만, 자세한 내용을 다루고 있다. 본 교재는 임상 물리치료사와 학생들에게 더 쉽게 접근될 수 있다. 본 교재의 내용은 임상 물리치료사와 학생들이 중요하게 생각하는 분야를 집중적으로 다루고 있다. Cornwell 박사, Nyre, Harris 박사는 물리치료사들이 임상에서 보게 되는 질병이나 공통 영역에 초점을 맞추어, 그림, 사진 및 실제 영상을 광범위하게 사용했다. 신체로 따지면, 본 교재는 목뼈 영역에서 시작하여, 팔(어깨, 팔꿈치, 손목, 손), 등허리뼈, 다리(엉덩관절, 무릎관절, 발목관절) 순으로 다루고 있다. 본 교재는 방사선 사진, 컴퓨터 단층촬영(CT), 자기공명영상(MRI)과 같은 영상을 간략하게 소개하면서 시작한다. 그 뒤의 장들은 각 장에서 다루는 관절의 정상 해부학과 방사선 촬영 검사에 대한 논의로 시작한다. 병리는 선천적 질환, 그리고 퇴행성 및 비퇴행성 질환 상태로 나타냈다. 그 다음으로 외상후 및 수술후 변화에 대해 다루었는데, 이러한 내용이 급성 외상 및 골절과는 반대로, 물리치료사들이 일상적으로 보게 되는 것들이기 때문이다. 보통의 방사선, CT, MRI로 촬영한 다양한 영상을 제공하여 독자들로 하여금 이러한 상태가 어떻게 다양한 기술을 통하여 시각화되는지를 보여주고 있다. 이런 정렬 방식은 독자들로 하여금 물리치료사의 직무와 관련되어 있으며, 보편적으로 접하게 되는 정보에 더 집중할 수 있게 했다. 본 교재는 알파벳 순서로 정의가 적힌 간단하고 직선적인 용어해설집을 마지막으로 끝을 맺는다. Cornwell,

Nyre과 Harris는 물리치료과 학생, 교수진, 임상 물리치료사를 위해 본 교재를 집필했다. 본 교재는 보편적인 근육뼈대계 질환에 대해 빠르고, 논리적이고, 임상적으로도 연결을 시켰고, 집중적으로 설명을 해나간다. 책에 게재된 다수의 영상들은 독자들이 정보에 보다 쉽게 접근할 수 있도록 해 학생이든 임상 물리치료사이던, 그들의 직무를 향상시킬 수 있는 기회를 제공할 것이다.

Ira Gorman, PT, PhD, MSPH
Assistant Professor
School of Physical Therapy
Rueckert–Hartman College for Health Professions
Regis University
Denver, Colorado

Blair J. Packard의 서문 / Foreword

1976년에 듀크 대학에서 석사 학위 프로그램을 마칠 때까지의 2년간, 내 기억속의 방사선학은 거의 강조되지 않은 과목이었다. 이 과목 외에도 선택 교양 과목으로 다른 독특한 과목들을 다른 의대 학생들과 함께 들을 수 있었고, 여기에서 배운 내용을 사용하여 보다 심도 깊게 신경해부학과 신경병리 공부를 할 수 있었다. 근전도 검사/신경전도속도검사(NCV)와 심장 재활에 초점을 둔 훈련 또한 제공되었다. 이 두 전문 분야 모두 당시 다른 입문 프로그램에서 일반적으로 제공되지 않았었다. 그러나 방사선학의 경우 대부분 제공되지 않았다.

방사선학에 적게 노출된 것은 병원에서 나의 첫 번째 위치를 변화시켰다. 물리치료사들은 회전해가면서 다른 서비스를 제공했는데, 정형물리치료 서비스의 경우, 두 종류의 활동에 참여하도록 강요되었다. 하나는 매일 아침 6:30에 정형물리치료 층에 있는 레지던트 수술의들과 함께 하는 활동이었으며 다른 하나는 매주 수요일 아침마다 사례연구회의에 참석하는 것이었다. 이 회의들은 레지던트들에 의해 주도되었으며, 참석한 스탭과 외부 커뮤니티의 수술의도 자유롭게 참가하여 의견을 교류하였다. X-선 사진은 각 케이스 발표할 때마다 나오는 것으로써, 해결해야 하는 정형물리치료 관련 주제에 함께 질문과 논의를 할 때 X-선 사진이 동반되었다. 이런 활동들을 통해 물리치료사들은 뼈 질환과 수술 개입 혹은 보존적 관리 결정에 대한 이해의 기초를 다질 수 있다. 대부분의 물리치료사들이 이와 비슷하게 영상 기법의 기초를 최소한 이해하게 되는 경험을 공유한다고 나는 확신한다.

물리치료 업계와 의학계에서 많은 것들이 변화되었다. 정형물리치료 직무를 할 때, 우리는 본 교재의 서문의 첫 번째 단락에 언급된 그대로 한다. 우리는 환자들에게 첫 번째 방문 시 소유하고 있는 관련 X-선 사진/CD와 방사선 보고서를 가지고 오도록 부탁한다. 환자를 평가하는데 필요하다고 판단될 경우에, 우리는 이런 자료들을 관련 물리치료사나 방사선과에 요청할 수도 있다. 임상 검사실 근처의 작업장에서, 정기적으로 X-선, CT 혹은 MRI 필름을 검사하기 위해 뷰 박스를 사용한다. 컴퓨터를 통해 영상이 들어있는 CD는 통해 볼 수 있다. 우리의 전자건강기록(EHR)은 현재는 항상 "진단 검사/영상" 보고서 정보를 환자/고객의 평가를 하는 데 일부분으로써 요구하고 있다.

현대의 물리치료과 학생, 갓 졸업한 물리치료사, 경험이 많은 물리치료사는 이런 진단검사와 관련된 지식을 쌓아야 한다. 서론에서 언급했듯이, 이는 물리치료사를 방사선 전문의로 만들기 위함이 아니라, 이를 통해 방사선 전문의나 다른 물리치료사들과의 소통을 원활하게 하고, 영상 결과를 통해 환자의 건강상태를 이야기할 수 있도록 하기 위함이다. 가장 중요한 것은, 이런 지식으로 인해 보다 완전한 정보가 진단, 평가, 개입 등의 결정을 내리기 위해 분석되고 통합된다는 사실이다.

"경험 많고" 바쁜 물리치료사로서, 나는 진단영상학을 전문적으로 배울 수 있는 기회에 대한 몇 가지 기준을 적용하고 있다. 정보가 간결하고 접근 가능한 형식인가? 정보가 흥미롭거나 쓸모있는 내용을 포함하며 이를 통해 배울 수 있는가?

또한 가장 중요하게, 이것은 중요한 정보인가? Cornwell 박사, Nyre, Harris 박사는 물리치료사들을 위한 진단영상학으로, 야구 용어로 표현하자면 그랜드 슬램 홈런을 쳤다.

본 교재의 구성은 매우 유용하고 이해되기 쉽게 짜여 있다. 각 페이지와 각 영상마다 설명을 달아 놓아서 새로운 정보를 배우고 바로 임상에 적용할 수 있다. 내가 가장 유용하다고 판단한 형식은 촬영되는 주요 해부학 부위마다 자주 사용되는 촬영 사진이나 자세의 목록이 나열되어 있는 것이다. 그 후 저자들은 체계적으로 설명과 그림을 통해 정상 해부학, 정상 촬영 사진, 병리 혹은 외상 후 사진 및, 많은 경우, 수술 후 사진 등을 묘사한다. 이 사진들은 방사선 서비스 중 일반적으로 사용하는 다양한 예상 촬영 앵글과 평면의 예시들을 잘 보여준다.

간결하고, 이해하기 쉬우며 매우 많은 정보가 포함되어 있다는 확실한 장점 외에도, 본 교재의 발간이 오늘날 물리치료사들에게 왜 "중요하고 필수적"인지를 제시하고 있다. 현재 뿐 만 아니라 미래에서도 물리치료사들은 건강관리의 일 순서를 찾고 있다. 현재의 환자/고객 관리 모델은 더욱 많은 물리치료사의 다른 공급자 및 전문가에의 도움과 환자와의 상담 혹은 공동관리 그리고 환자들의 인생 전반에 걸친 솔직한 장기 관리 등을 포함하도록 확장되고 있다. 물리치료사에게 직접적인 접근과 진단은 필수 사항이 되었으며, 점차 더욱 많은 건강관리로의 통로가 생기고 있는 현재의 상황은 물리치료사들로 하여금 새로운 역할을 맡도록 요구하고 있다.

이러한 상황들 때문에, 몇 년 전부터 우리 병원은 중개인 없이 연구를 하는 것이 직접-진입 제공자로서 매우 중요한 상황을 마주쳤을 때, 이에 도움이 되도록 지역 방사선 서비스 업체들과 좋은 관계를 발전시키는 것이 중요하다고 느꼈다. 우리는 편의성, 시간과 비용을 아끼는 데 있어서 환자를 1차 진료 의사에게 보내고, 그 다음 다시 정형외과의사에게 보내어 X-선에 대한 의견을 듣는 과정이 매우 번거롭다는 것을 발견했다.
현재 혹은 미래에 환자들에게 직접 영상 사진을 건네도록 요구할 계획이 있다면, 본 교재가 필요할 것이다. 당신은 저자가 짠 구성을 그대로 사용하여 어떠한 영상이 당신이 구하고자 하는 정보를 보여주는지를 판단하고 이를 어떻게 방사선 전문의에게 요구할 지에 대한 경험을 얻게 될 것이다. 내가 처음으로 환자에게 영상을 가져 오라고 했을 때, 방사선과에서 전화가 와서 내게 다음과 같이 물어봤다: "어떤 사진을 원하시나요?" 나는 그 방사선 전문의에게 전화를 걸어 내가 임상적으로 무엇을 판단했으며, 내가 X-선을 통해 확인하고자 하는 것이나, 배제하고자 하는 것이 무엇인지를 설명하고 어떤 사진들이 적절한지에 대해 그의 자문을 구해야 했다. 이 일은 그 자체로도 많은 배움의 기회가 되었지만, 미래에 겪을 수도 있는 이런 상황에서 당신이 지금 손에 들고 있는 이 교재를 내가 가지고 있었다면 이런 일이 훨씬 더 수월해질 것이다.

Blair J. Packard, PT, MS
East Valley Physical Therapy
Mesa, Arizona

목차 / Contents

제 1 장 진단영상학 입문 / Introduction to Imaging

본 진단영상학 교재의 목적은 물리치료사들이 방사선 촬영을 직접하도록 만드는 것이 아니다. 본 교재는 독자들이 환자의 실제 영상을 연구할 때 참고할 수 있는 교재이다. 또한 본 교재의 목적은 독자들로 하여금 X-선, CT 및 MR과 같은 영상을 설명하는 데 사용되는 용어에 익숙해지도록 돕고, 방사선 사진과 관련된 의뢰사항을 정확하게 이해하도록 돕는데 있다.

본론으로 들어가기에 앞서, 독자들이 일반적인 방사선 촬영("X-선")을 위한 자세, CT(컴퓨터단층촬영)에서 나타난 신체의 면 및 MRI(자기공명영상) 등과 관련된 영상 용어와 MRI에서 보편적으로 밟는 촬영 순서를 완벽하게 숙지하는 것은 매우 중요하다.(저자들은 "방사선" 혹은 "X-선" 이란 정식으로 표현하자면, 신체를 통과하여 기록판에 부딪힘으로써 공식적으로 "방사선 사진"이라고 불리는 영상을 만들어내는 광자선이란 점을 숙지하고 있다. 그러나 "방사선" 혹은 "X-선"라는 용어는 방사선 영상을 표현하는 세계 공통의 언어이다. 저자들은 이런 공통 사용법과 독자가 내용을 보다 쉽게 이해할 수 있는 방법을 고려하여 "방사선" 및 "X-선들"이 조금은 번잡스러운 용어 "방사선 사진" 보다는 "방사선 영상"을 지칭하도록 용어를 사용했다.) 또한, 방사선 영상(X-선)은 3차원의 인체를 2차원적으로 표현한 것이고, CT나 MRI의 영상은 신체의 어떤 해부학적 면에도 표시될 수 있다는 점을 숙지하는 것은 매우 중요하다.

보편적인 방사선 사진은 근육뼈대계를 촬영할 때 가장 보편적으로 사용된다. 근육뼈대계 질환을 앓고 있는 것으로 의심되는 환자들은 대개 초기 영상 사진으로서 X-선 촬영을 받는다. X-선의 장점은 다음과 같다:

- 훌륭한 선별 절차이고, 자주 사용되는 진단 절차이다.
- 전세계적으로 사용 가능하다.
- 저렴하다.
- 보통 환자에게 경제적으로 큰 부담을 주지 않는다.

X-선의 단점은 다음과 같다

- 3차원 물체를 2차원적으로 표현한다.
- 다른 뼈대 부위와의 중첩이 발생한다.
- 연부조직 구조를 제대로 나타낼 수 없다.

CT의 장점은 다음과 같다

- 높은 이용성
- 어떤 면으로도 영상을 재구성할 수 있다.
- 뼈들 간에 중첩이 발생하지 않는다.
- 뼈의 내부 구조를 볼 수 있다.
- 매우 선명한 영상 해상도
- 연부조직 구조 및 병리를 확인하는데 있어서, X-선보다 우수하다.

CT의 단점은 다음과 같다

- 비용이 비싼 편이다.
- 널리 이용되지 않는 편이다.
- 연부조직의 해상도가 상대적으로 떨어지는 편이다.

MRI은 CT가 가진 모든 이점을 가지고 있으며, 전리방사선을 사용하지 않는다. 또한 MRI 는 X-선이나 CT처럼 정적 영상이 아니라 조직의 자성을 이용하여 영상을 창출한다. 즉, MRI 영상은 조직생리학과 병리를 역동적으로 표현한 영상이다.

MR의 단점은 다음과 같다

- 상대적으로 이용성이 부족하다.
- 비용이 매우 비싼 편이다.
- 촬영 시간이 길다.
- 갠트리 안에서 환자가 자세를 취해야 하기 때문에, 간헐적으로 불편이 일어난다.
- 갠트리의 소음이 심하다.
- CT와 비교했을 때 뼈에 대한 해상도가 떨어지는 편이다.

각 특정한 해부학적 신체부위의 영상을 얻기 위해 환자가 취해야 하는 자세는 이후 해당 장에서 설명하겠다.

2차원 영상 : 일반적인 방사선 영상 기법("X-선")

Two-Dimensional Imaging: Conventional Radiography("X-Ray")

1895년, 독일의 물리학자 윌헴 뢴트겐은 가스 튜브에서 전자 빔으로 실험을 하다 우연히 X-선을 발견하게 되었다. 그는 실험실에 있던 형광 스크린에 전자 빔을 비추었을 때 스크린이 빛을 낸다는 점을 알아챘다. 형광 물질이 방사능에 노출되었을 때 빛을 내는 것은 자연스러운 일이지만, 그가 놀랐던 것은 당시 튜브가 검은색의 무거운 판지로 쌓여 있어서 대부분의 방사능이 차단되었기 때문이다. 그는 튜브와 스크린 사이에 특정 물체를 배치해도 여전히 스크린이 빛을 내고 있었다. 그가 아내의 손을 스크린과 튜브 사이에 배치했을 때, 아내 손의 뼈와 결혼 반지가 스크린에 나타났다. 이 발견은 의학 역사상 가장 중요한 발견이었다.

X-선 장비는 유리 진공 튜브에 들어있는 음극과 양극의 전극 쌍으로 구성된다. 먼저 전기에너지에 의해 가열되어 양극이 전자를 방출하고, 튜브의 다른 쪽에 있는 음극의 텅스텐 원반은 방출된 전자를 끌어당긴다. 양극과 음극 사이의 전압차가 매우 커서, 방출된 전자가 텅스텐 원자를 때릴 때, 원자의 낮은 에너지 궤도로 인해 전자가 유리된다. 이때 즉각적으로 높은 에너지 궤도의 전자는 낮은 에너지 궤도로 떨어진다. 방출된 에너지는 광자(X-선 광자)가 된다. 텅스텐 원반으로부터 나온 이질적인 광자빔은 X-선 빔을 구성하며, 이 X-선 빔은 X-선 튜브 하우징 안에 있는 납 셔터에 의해 해부학적 부위만이 X-선에 노출된다.

X-선 튜브로부터 나온 X-선 빔은 튜브와 환자 사이에 놓인 공기를 가로지른 후, 환자의 신체를 통과하고, 그 다음 빔은 각 신체 조직의 밀도에 따라 다양한 신체 조직에 각기 다른 정도로 흡수되고, 이를 통해 X-선 필름 (출력 자료)이나 디지털 판에 X-선 영상이 기록된다.

주변의 공기가 방사능을 전혀 흡수할 수 없기 때문에, 신체 주변의 공간은 X-선 필름에서는 까맣게 표현된다. 지방조직은 공기보다는 밀도가 높기 때문에 주변 공간 보다 덜 까맣게 나온다. 지방보다 더 밀도가 높은 근육은 약간의 방사능을 흡수하여 회색을 띤다. 가장 밀도가 높은 뼈는 X-선 빔을 잘 흡수하여, X-선 필름이나 디지털 판에서 흰색을 띠게 된다.

X-선과 관련된 위치 용어:

1. AP(앞뒤) 영상, 혹은 이마면 영상: X-선 빔이 신체 부위를 앞쪽에서부터 뒤쪽으로 통과할 때(그림 1.1)
2. 측면 영상: X-선 빔이 신체 부위의 한쪽 측면에서 다른 쪽 측면으로 통과할 때(그림 1.2). 예를 들어, AP 촬영과 측면 촬영이 앞쪽이나 측면과 같은 한쪽의 면만을 투영하기 때문에, AP촬영과 측면 촬영을 동시에 하는

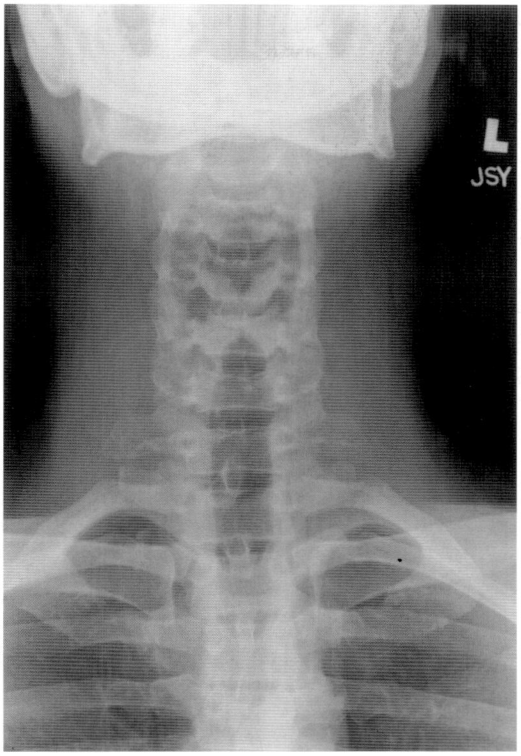

그림 1.1 목뼈의 이마면 방사선 영상

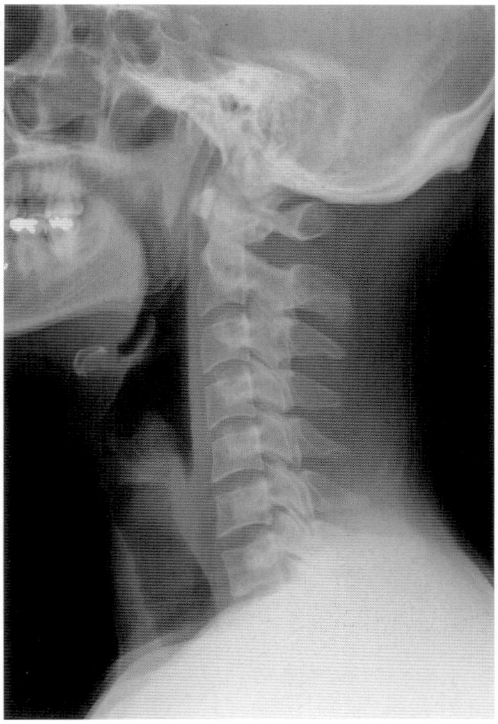

그림 1.2 목뼈의 측면 방사선 영상

것이 보통이다. 위의 두 사진은 서로에 대해 90° 방향에서 촬영되었기 때문에, 영상을 보는 사람은 이들 두 사진을 통합하여, X–선 영상을 3차원 영상으로 상상한다.

3. 사선 영상: 환자가 AP 촬영 자세와 측면 촬영 자세의 중간 자세를 취할 때(그림 1.3). 사선 촬영은 목뼈와 허리뼈의 척추사이구멍을 찍을 때 주로 이용된다.

3차원 촬영 : CT와 MRI

Three-Dimensional Imaging: CT and MRI

X–선과 CT의 영상은 X–선 빔이 신체 부위를 통과하는 원리를 사용한다는 점에서 같지만, CT 영상을 확인하는데 사용되는 용어는 MRI의 용어

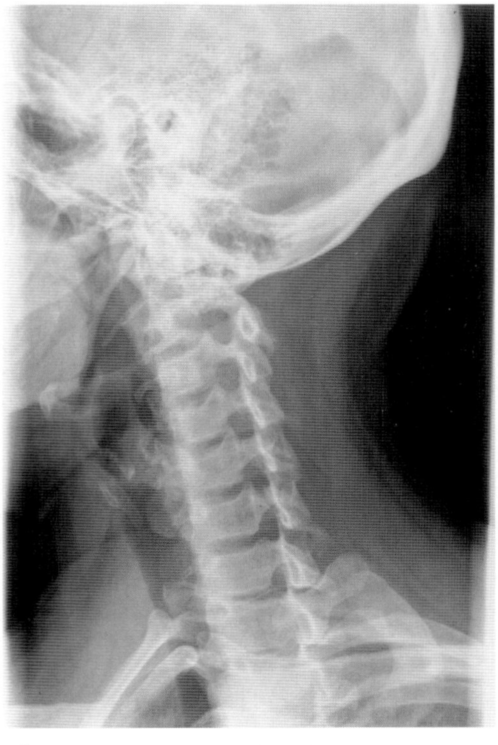

그림 1.3 목뼈의 사선 방사선 영상

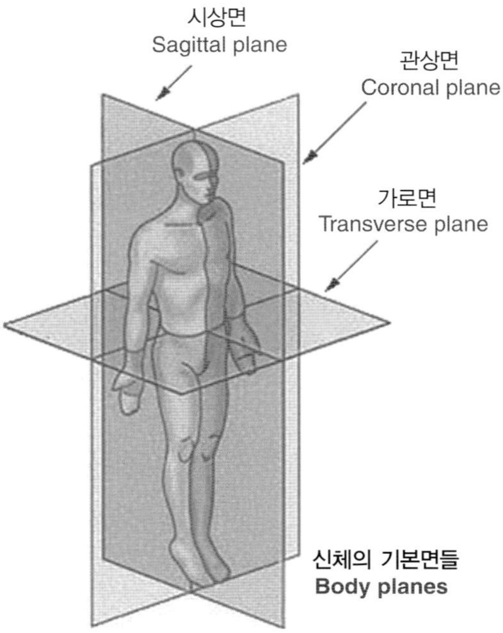

그림 1.4 신체의 기본면. S: 시상면, C: 관상면, T: 가로면 (출처: 국립 암 기관의 SEER 프로그램의 웹 기반 트레이닝 모듈)

와 같다. CT와 MRI의 용어는 신체의 해부학적 기본면(그림 1.4) 즉, 가로면(축성면), 관상면(이마면) 및 시상면(측면)을 기준으로 이루어진다.

컴퓨터 단층촬영 (CT, CAT) / COMPUTED TOMOGRAPHY (CT, CAT)

CT는 1970년대 초반에 임상 영상으로 널리 사용되었다. 그 당시 가능했던 CT 영상은 가로면 영상(축성 촬영) 뿐이었다. 이런 이유 때문에, 영상들은 컴퓨터 축면 단층 촬영으로 불리게 되었고, 축약해서 CAT 라고 했다. "CAT 스캔"이라는 용어는 오늘날까지 사용되고 있는 용어이다. 보다 정교한 컴퓨터 소프트웨어가 개발되고 축면의 영상을 시상면, 관상면 등의 3차원 영상으로 재구성하는 능력이 향상되어, 오늘날에는 이들 영상들을 CT 혹은 컴퓨터 단층 촬영이라고 부른다. 현 CT 장치는 모든 다중의 신체 기본면 영상을 쉽게 생산하는 것이 가능해졌기 때문에, 이들을 "다중 면 CT" (MPCT)라고 부른다.

CT 영상의 생산은 앞에서 설명된 X-선의 영상과 동일하다. CT 영상은 각기 다른 물리적 밀도를 가진 조직이 X-선을 흡수하는 정도의 차이를 나타낸다. CT의 관상면, 시상면 혹은 다른 면에서 촬영된 영상은 전산화로 재구성된 영상이다.

1. 가로면 영상(축성 촬영)은 횡단면의 영상(그림 1.5)을 지칭하는 용어이다. 가로면 영상은 판독자가 반듯이 누운 환자의 발쪽에서 환자의 머리 쪽으로 바라보는 영상이다. 가로면 CT 영상은 "R" 또는 "L" 표시를 해서 영상을 판독하는 사람들이 환자의 신체나 촬영된 신체 부위의 좌우측을 구분하기 쉽도록 한다.
2. 이마면 영상(전방 촬영)은 신체 정면의 영상이다(그림 1.6). 관상면 영상은 일반적으로 앞쪽에서 뒤쪽으로 촬영되는 것이고, 2.5-5.0 ㎜의 간격으로 얻을 수 있다. 그러나 필요할 시에는 1 ㎜ 이하의 영상도 얻을 수 있다.
3. 시상면 영상(측면 촬영)(그림 1.7A)은 신체 정중 부위에서 얻을 수 있는 영상이다. 관상면 영상과 마찬가지로 시상면 영상도 대개 한쪽 측면에서 다른 쪽 측면까지 2.5-5.0㎜의 간격으로 얻을 수 있다. 정중앙 부위를 제외한 시상 영상들은 "준 시상면" 영상(그림

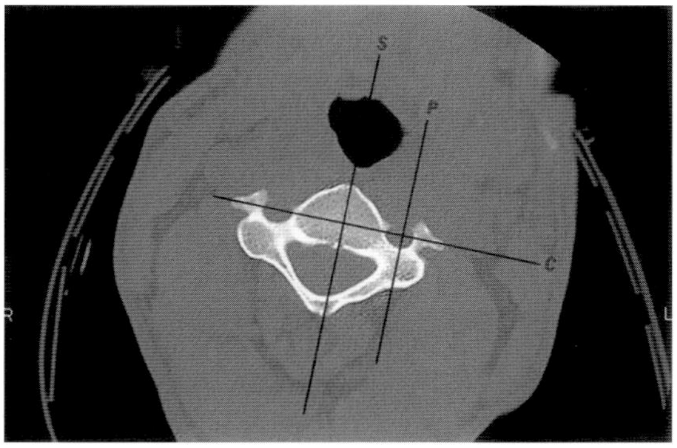

그림 1.5 목뼈의 축성 촬영 CT. S: 시상면, P: 준 시상면, C: 관상면

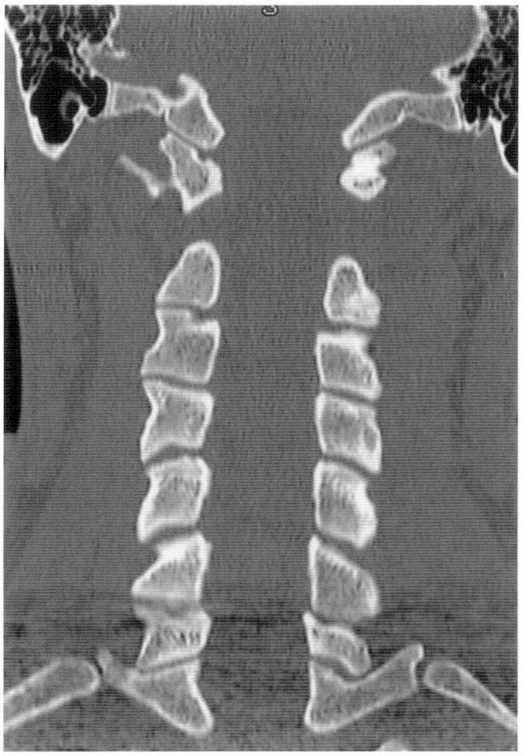

그림 1.6 목뼈의 관상면 CT

1.7B)으로 지칭된다("준" 이란 정중앙 바로 옆이라는 뜻으로 쓰였다).

자기공명영상(MRI)
/ MAGNETIC RESONANCE IMAGING

자기공명영상은 핵자기 공명이라는 순수 실험 과정으로부터 파생되었다. 1980년대 초반, 정교한 소프트웨어의 발전으로 많은 핵자기 공명 물리학자나 영상 물리학자들이 그 동안 기술적으로 불가능하다고 주장해왔던 MRI을 얻는 것이 가능해졌다. 초기의 MRI은 뇌를 시각화하는 데에 그쳤지만, 소프트웨어의 발전으로 인해 오늘날에는 모든 장기나 원하는 신체 부위의 MRI를 얻는 것이 가능해졌다.

전리방사선(X-선)과 각기 다른 신체 조직 간의 상호작용의 결과로 영상을 얻을 수 있었던 X-선

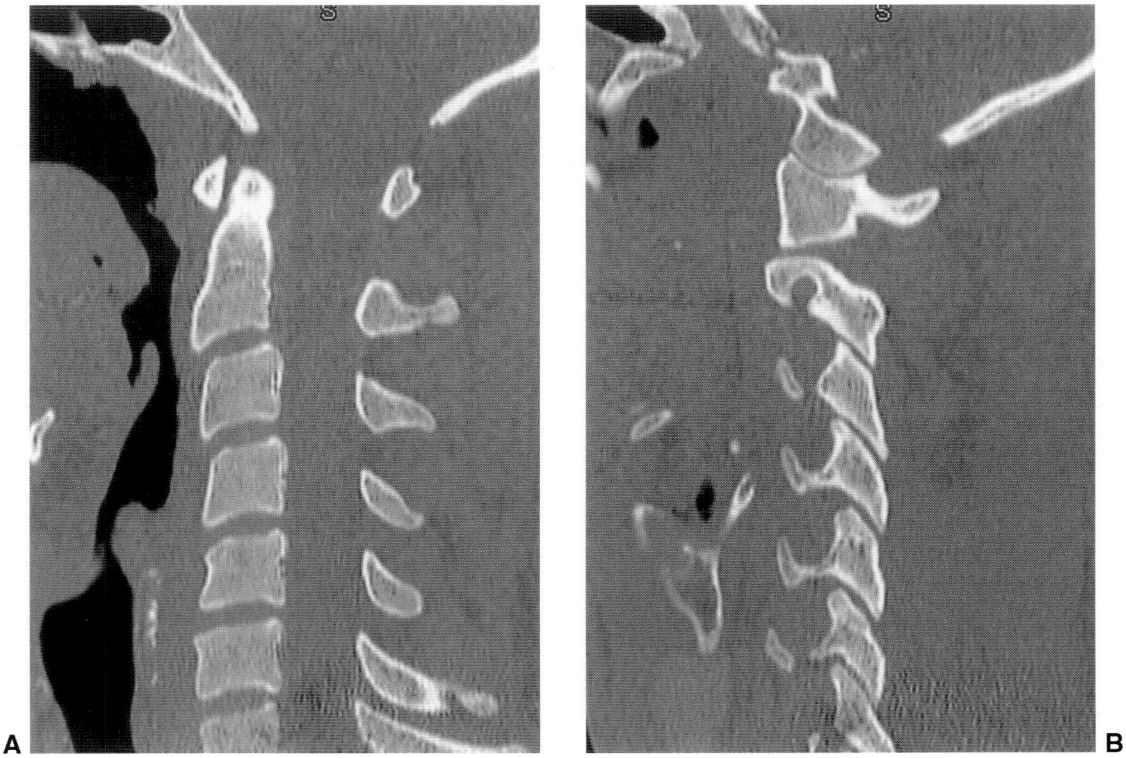

그림 1.7 목뼈의 CT 스캔 A: 정중앙 시상면 스캔, B: 준 시상면 스캔

나 CT와는 달리, 자기공명영상은 방사능을 전혀 사용하지 않는다. MRI은 여러 신체 조직에서 방출된 에너지의 결과이다. 방출된 각기 다른 에너지의 양은 컴퓨터에서 256개의 회색으로 전환되어 MRI를 구성한다.

즉, 자기장(MR 갠트리) 내에 신체가 놓였을 때, 경수소(광자)들은 자기장에서 쇠가루가 보이는 움직임과 비슷하게 자기장의 방향을 따라 늘어서게 된다. MR 갠트리 내의 자기장에 고주파(RF) 전류가 흐르면, 신체 내의 원자들이 자기장 내에서의 방향을 바꾼다. 무선주파수 전류(RF)가 멈추면 양성자들이 본래의 위치로 돌아가면서 각 신체 조직마다 다른 에너지를 방출한다. 방출된 에너지는 전산화를 통해 MRI에서 각기 다른 색상으로 표현된다.

킬로볼트(KV, 에너지)와 mA(밀리암페어 초, 노출된 시간)이라는 기술적 요소를 적용시켰을 때, 보다 더 잘 통과하거나 혹은 덜 통과하는 X-선 빔을 생산하게 되고, 이에 따라 어둡거나 밝은 X-선이나 CT영상을 얻을 수 있다. RF 전류의 에코 타임(TE)과 반복시간(TR)을 적용시키면 다른 특성과 목적을 가진 MRI를 얻을 수 있다.

그러므로 MRI은 "영상 연속(imaging sequence)"로 지칭된다. 영상 연속에는 많은 종류가 있는데, 그 중 가장 보편적이고 기본적인 MR의 영상 연속은 T-1(600 ms 범위의 낮은 TE와 48 ms범위의 TR)과 T-2 (2000~4000 ms 범위의 TE 와 대략 48 ms의 TR)이 있다.

T-1 연속은 뼈와 골수(그림 1.8A)를 촬영하기 위해 주로 사용된다. T-2 연속은 지방, 근육, 인대, 힘줄, 뇌, 뇌척수액과 같은 연부조직을 가장 잘 보여준다(그림 1.8B). 그림 1.8A와 그림 1.8B는 같은 시간에 같은 환자로부터 얻은 것이지만, 각각 다른 영상 연속을 사용하였기 때문에 다른

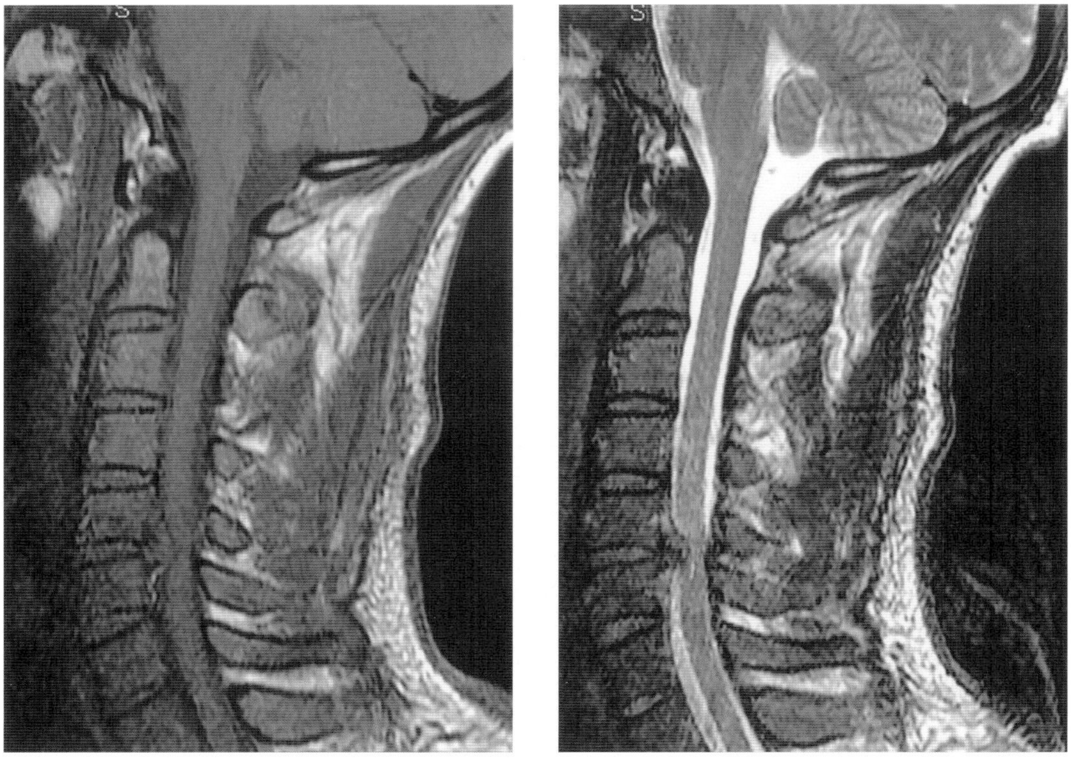

A B

그림 1.8 목뼈의 MRI. **A.** T1 시상면 영상; **B.** T2 시상면 영상

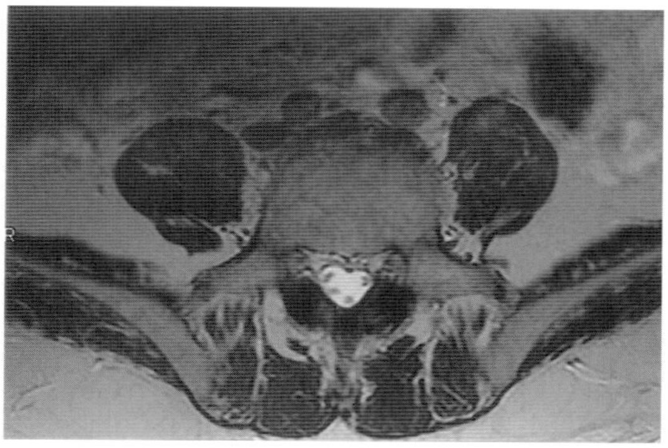

그림 1.9 허리엉치 레벨의 T2 가로면 MRI

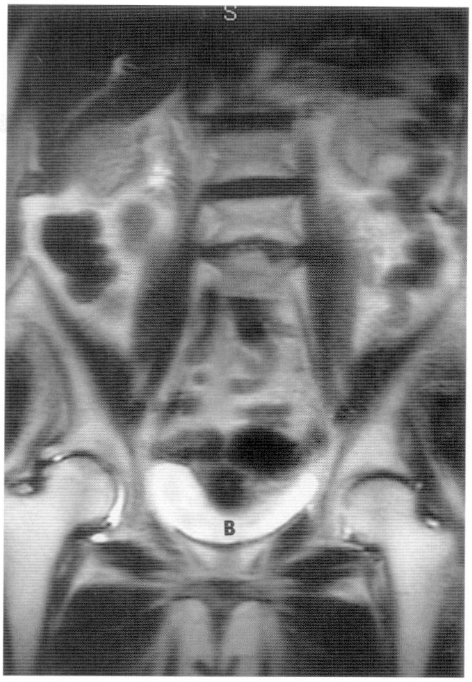

그림 1.10 조영제를 방광(B)에 넣고, 허리뼈와 골반을 촬영한 T2 관상면 MRI

MR 모습을 띤다는 것에 주의하자.

CT 영상을 설명하는데 쓰였던 용어가 MRI에서도 동일하게 사용된다: 가로면 영상(축성 촬영)(그림 1.9), 관상면(이마면)(그림 1.10) 그리고 시상면(측면)(그림 1.11A)과 준 시상(정중앙면의 옆면) (그림 1.11B)이 그것이다.

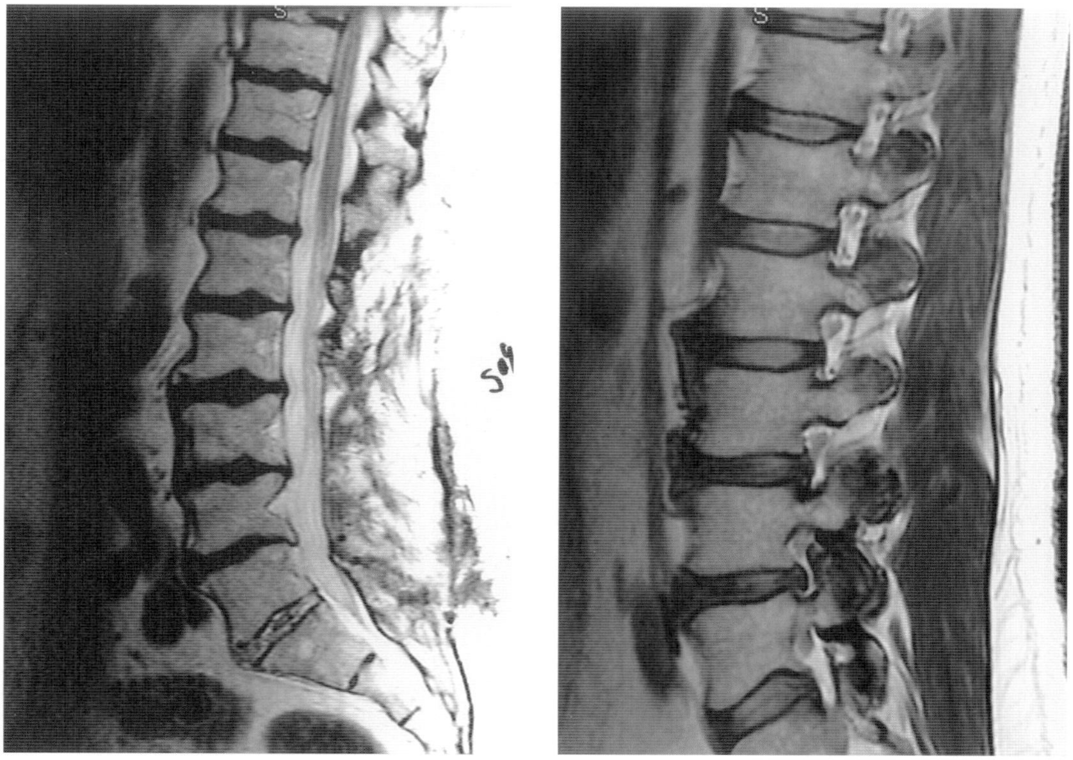

그림 1.11 **A.** 허리엉치 레벨의 T1 시상면 MRI; **B.** 허리엉치 레벨의 T2 준 시상면 MRI.

자기공명영상에 대해 보다 상세하고 포괄적인 정보를 얻고 싶다면, MRI에 대한 기본 교과서를 참고하는 것이 좋다. 본 교재는 자기공명영상을 심도 깊게 다루지 않는다. MRI의 기본 교과서로는 Chavhan, G.B. 저자 Jaypee 출판의 "MRI Made Easy(for beginners) 초보를 위한 MRI (입문자용)" 이 있다. ISBN 번호는 8180618765 이다.

추천도서

McRobbie DW, Moore EA, Graves MJ, et al. *MRI : From Picture to Proton*. 2nd ed. Cambridge.

Bushong SC. *Magnetic Resonance Imaging : Physical and Biological Principles*. Philadelphia, PA: CV Mosby Inc., 2003.

Westbrook C. KautRoth C, Talbot J. MRI in *Practice*. 3rd ed. Blackwell Science Inc.; 2006.

제 2 장 목뼈 / The Cervical Spine

방사선 검진과 정상 해부학

Radiographic Examination and Normal Anatomy

목뼈는 임상적으로 두 부분으로 나누어진다. 예를 들면, 머리뼈바닥에서 고리뼈(C1)를 지나 중쇠뼈(C2)를 지나는 부분은 목뼈머리(그림 2.1)로 지칭된다. C3에서 C7까지의 목뼈를 "아래쪽 목뼈"라고 한다.

고리뼈(그림 2.2)는 딱딱한 고리 모양의 뼈이고, "척추몸통"을 가지지 않는다. C1은 오른쪽과 왼쪽에 위로는 뒤통수뼈융기와 연결되고, 아래쪽으로는 C2의 위관절면과 연결된 관절덩이를 가진다. 또한, C1은 다른 목뼈와 명확하게 구분되는 가시돌기를 가지고 있지 않다. C1의 뒤쪽활은 변칙적으로 두 갈래로 나누어져 있다("합일되지 않았다").

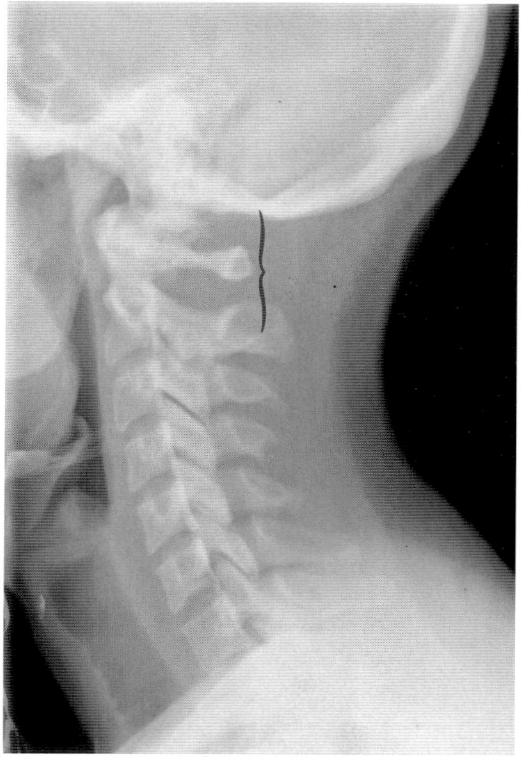

그림 2.1 목뼈머리(뒤통수뼈 C0–C2)를 보여주는 목뼈의 측면 방사선 촬영. C3–C7은 아래쪽 목뼈로 간주된다.

중쇠뼈(C2)는 척추몸통에서 위쪽으로 튀어나와 있는 "치아돌기(dens)"를 가지고 있다. 치아돌기는 고리뼈의 앞쪽관절면과 관절을 이루고, 가로인대에 의해 고정된다. 그래서 치아돌기가 고리뼈몸통처럼 작용한다(그림 2.3).

모든 아래쪽 목뼈는 동일한 구성 요소들을 가진다. 이 구성 요소들로는 척추몸통, 다리(pedicle), 관절덩이(articular mass)와 층판(lamina)이 있으며, 이 요소들이 융합하여 가시돌기를 형성한다(그림 2.4). 가장 큰 가시돌기는 C7의 가시돌기이다.

돌림은 주로 C1과 C2 레벨에서 고리뼈가 중쇠뼈의 치아돌기를 축으로 하여 회전하면서 일어난다. 굽힘과 폄하는 모든 동작은 목뼈 전체의 움직임을 통해 일어나며, 가장 큰 앞뒤 방향의 동작은 더 높은 레벨에서 발생한다.

목뼈의 표준 검사로는 AP 촬영(그림 2.5A), 입을 벌리고 수행하는 촬영(그림 2.5B), 측면 촬영(그림 2.5C) 등이 있다. 정확한 자세로 목뼈를 AP 촬영하면, 위쪽 목뼈와 뒤통수뼈융기가 보이지 않는 것에 유념한다. 바로 이 점 때문에, 전방촬영을 할 때 고리중쇠관절을 보기 위해서는 정확한 자세를 취하고, 환자에게 입을 벌리도록 지시한다. 목뼈의 측면 촬영은 다른 통상적인 검사와 마찬가지로, 환자는 두 발로 서 있거나 바로 누운 자세를 취한다. 측면 촬영은 머리뼈바닥에서부터 목뼈등뼈이음부(C7–C1)까지의 범위를 포함해야 한다(그림 2.5C).

환자의 임상 징후와 증상에 따라, 사선 촬영(그림 2.6 A,B), 옆굽힘 촬영(그림 2.7A) 및 폄 자세 촬영

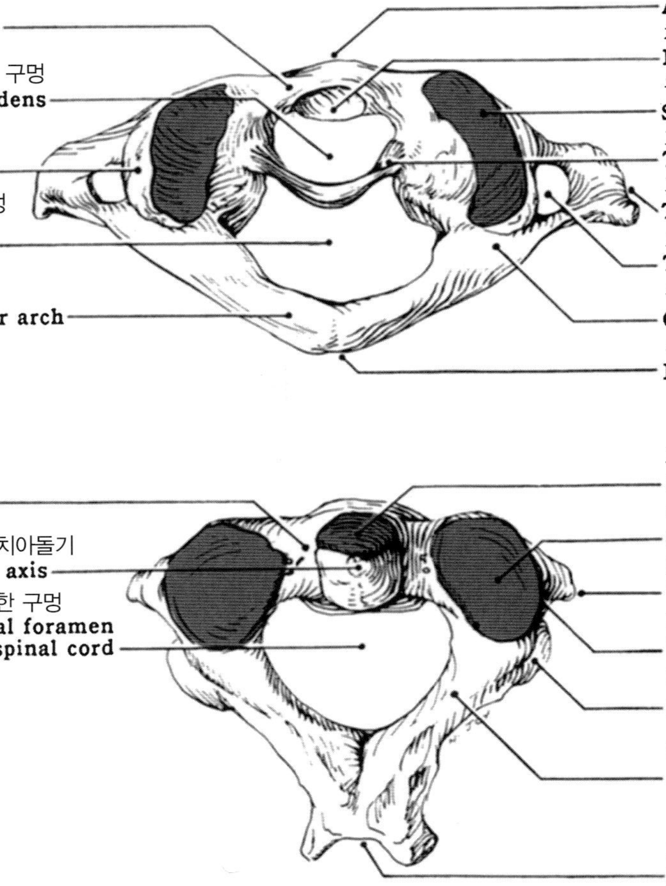

그림 2.2 치아돌기의 끝 부분을 포함하는 고리뼈 (C1)는 위의 그림과 같고, 중쇠뼈 (C2)는 아래의 그림과 같다.
(출처: Pope TL Jr. Harris JH Jr. Harris & Harris' the Radiology of Emergency Medicine 5th Ed. Philadelphia PA: Lippincott Williams & Wiilkins 2012)

(그림 2.7B)의 영상을 얻을 수 있다. 정면이나 측면의 촬영보다 사선의 촬영에서 척추사이구멍과 가쪽덩이가 더 잘 보인다. 특정의 임상 상황 아래에서는 신경뿌리가 지나가는 척추사이구멍이 1개 이상 손상되었는지를 결정하는 것이 중요하다. 사선 촬영이 전방 촬영이나 측면 촬영보다 후관절면의 퇴행성 변화를 더 잘 볼 수 있다.

컴퓨터 단층촬영(CT)과 자기공명영상(MRI)은 X-선에서 제공할 수 없는 가로면(그림 2.8 A-D)과 숫자로 재구성된 시상면(그림 2.9) 영상과 같은 목뼈의 영상을 제공할 수 있다. 그러므로 CT와 MRI를 이용해, 방사선 촬영으로 알 수 없는 정보를 추가적으로 얻어낼 수 있다.

병리

Pathology

선천적 결손 / CONGENITAL DEFECTS

선천적 결손은 비정상의 예이다. 편위는 다과 같이 정의된다: "평균 혹은 정상으로부터 벗어난 것. 구조적으로 비정상적이거나 불규칙한 것." 선천

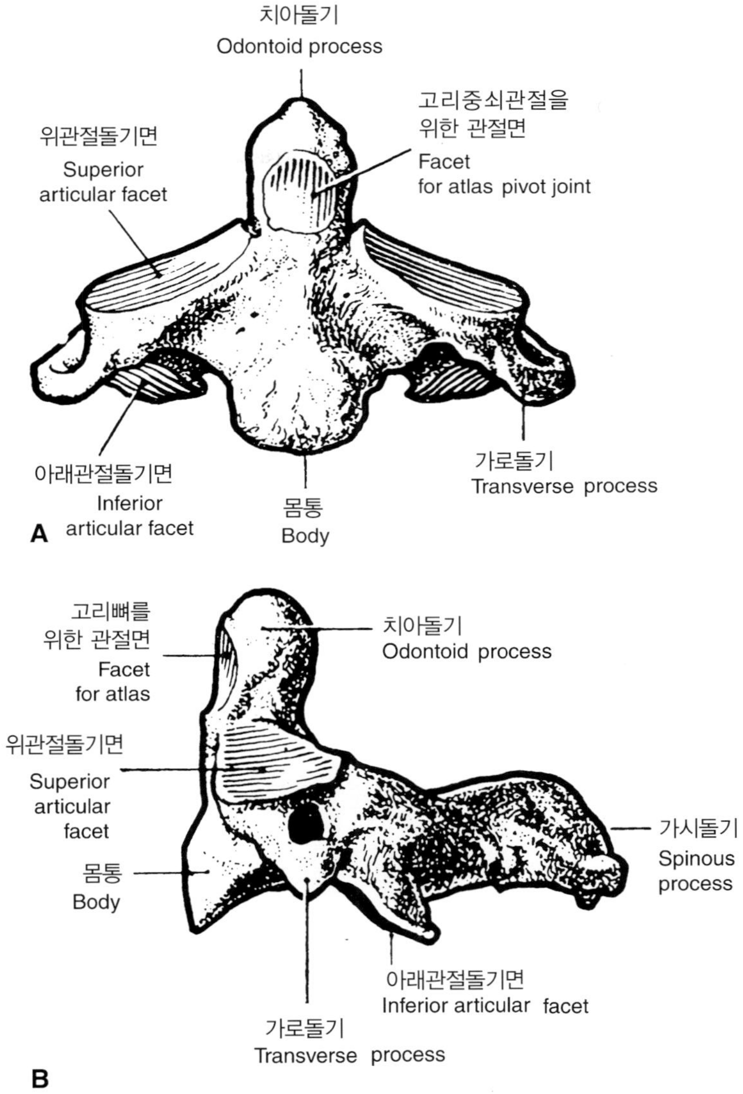

그림 2.3 중쇠뼈의 앞쪽면 (A) 과 옆면 (B). (출처: Pope TL Jr. Harris JH Jr. Harris & Harris' the Radiology of Emergency Medicine 5th Ed. Philadelphia PA: Lippincott Williams & Wilkins 2012)

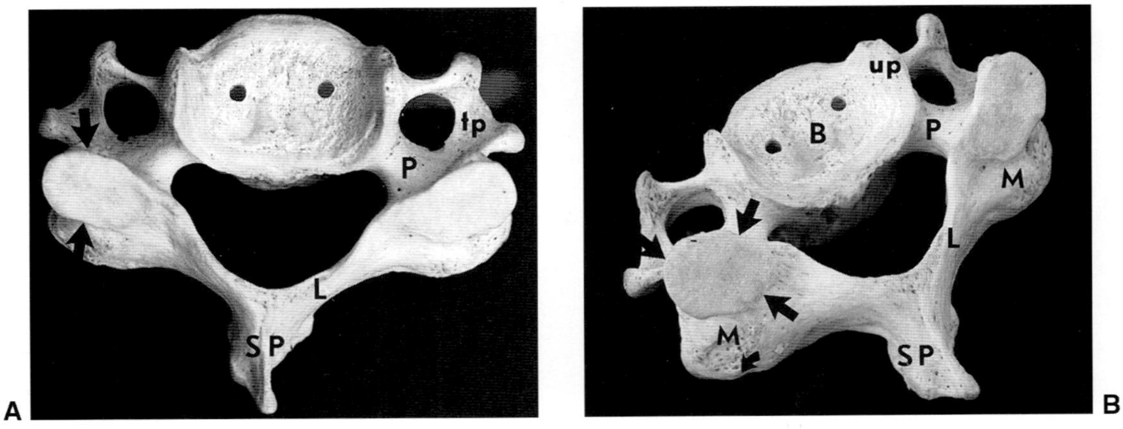

그림 2.4 아래쪽 목뼈를 위에서 (A) 그리고 약간 사선으로, (B) 본 모습. A의 검은색 화살표는 위관절돌기면을 의미한다. Sp: 가시돌기, l: 층판, p: 다리, up: 갈고리돌기, B: 척추몸통 (출처: Pope TL Jr. Harris JH Jr. Harris & Harris' the Radiology of Emergency Medicine 5th Ed. Philadelphia PA: Lippincott Williams & Wilkins; 2012).

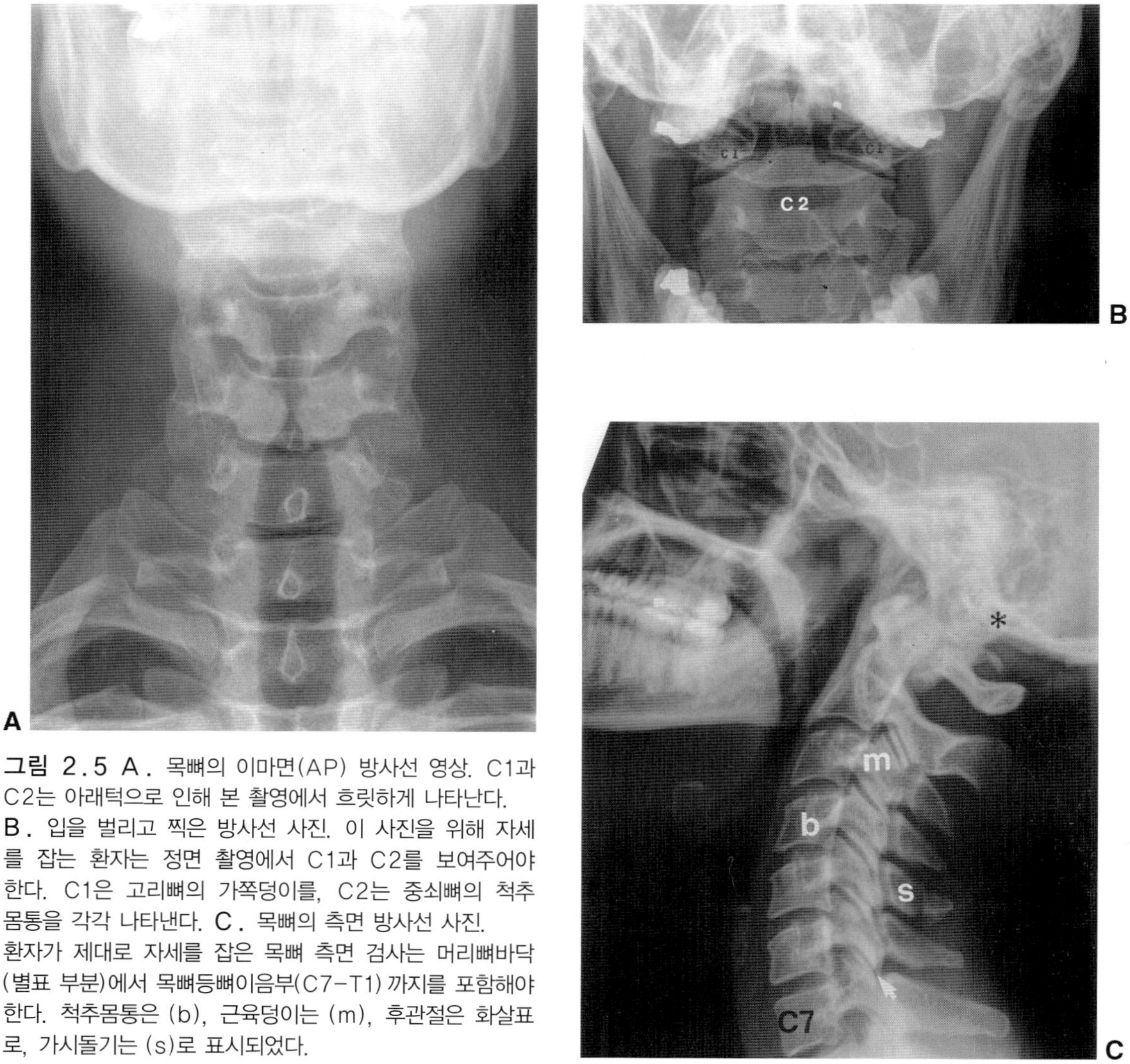

그림 2.5 A. 목뼈의 이마면(AP) 방사선 영상. C1과 C2는 아래턱으로 인해 본 촬영에서 흐릿하게 나타난다. **B.** 입을 벌리고 찍은 방사선 사진. 이 사진을 위해 자세를 잡는 환자는 정면 촬영에서 C1과 C2를 보여주어야 한다. C1은 고리뼈의 가쪽덩이를, C2는 중쇠뼈의 척추몸통을 각각 나타낸다. **C.** 목뼈의 측면 방사선 사진. 환자가 제대로 자세를 잡은 목뼈 측면 검사는 머리뼈바닥(별표 부분)에서 목뼈등뼈이음부(C7-T1)까지를 포함해야 한다. 척추몸통은 (b), 근육덩이는 (m), 후관절은 화살표로, 가시돌기는 (s)로 표시되었다.

적 결손은 모든 목뼈에서 발생할 수 있으며 아무런 증상을 보이지 않는다. C1의 편위가 가장 보편적이다. 활(arch)의 각 측이 융합하여 형성된 앞쪽 활에서 가장 많이 발생한다. 정상적인 앞쪽 활은 딱딱한 고리 형태의 뼈이다. 앞쪽 활에서 나타날 수 있는 잘못 융합되는 다양한 정도와 형태가 그림 2.10 A-C에 나타나 있다.

목뼈머리에서 자주 발생하는 또 다른 편위는 C2의 치아돌기의 끝이 융합에 실패하는 것으로써, 종종 치아돌기 분리(그림 2.11)이라고 불린다.

두 개 혹은 그 이상의 척추가 선천적으로 융합되는 경우도 있는데, 이것을 "분할 실패(failure of segmentation)"라고 한다(그림 2.12과 2.13).

척추몸통은 단순히 정상적인 척추몸통과 배치방식이 선천적으로 다르게 나타날 수 있다(그림 2.14). 분할 실패와 비정상의 척추몸통은 일반적으로 아무런 증상이 없기 때문에, 임상적으로 의미가 낮은 편이다.

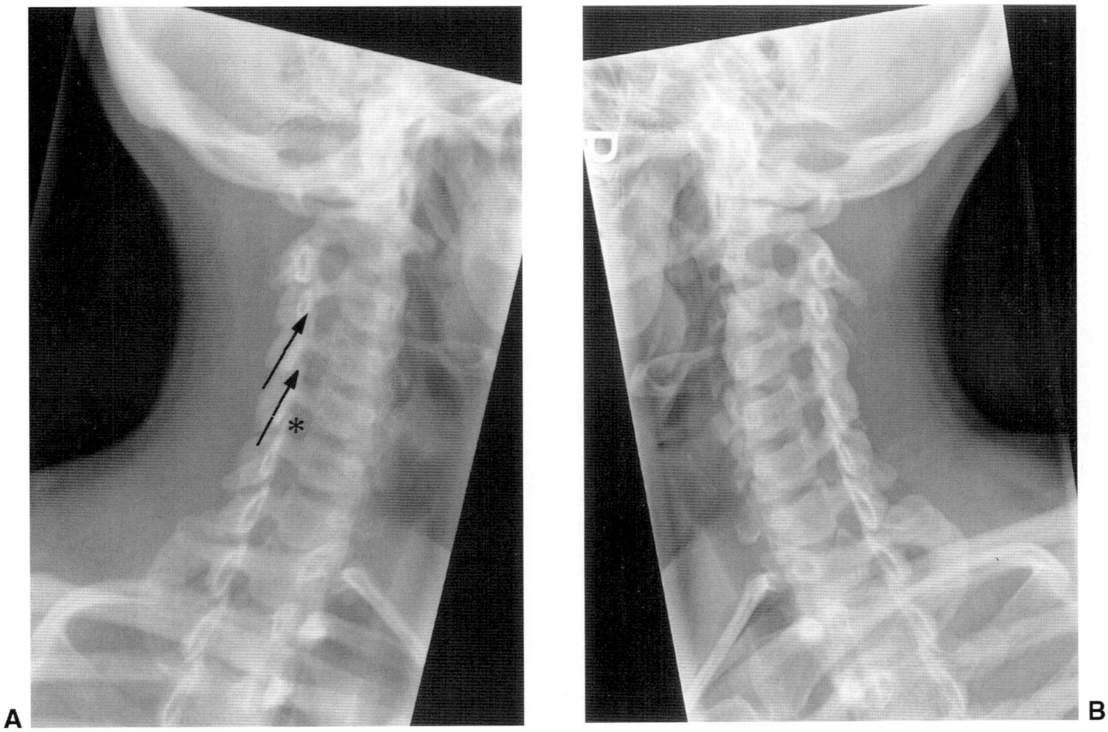

그림 2.6 A. 척추사이구멍 (별표)과 지붕의 널판지와 같은 형태로 배열된 근육덩이 (화살표)를 보여주는 목뼈의 오른쪽 앞쪽 사선 (RAO). **B.** (**A**)와 같은 구조를 반대 (좌측) 방향에서 보여주는 왼쪽 앞쪽 사선 (LAO).

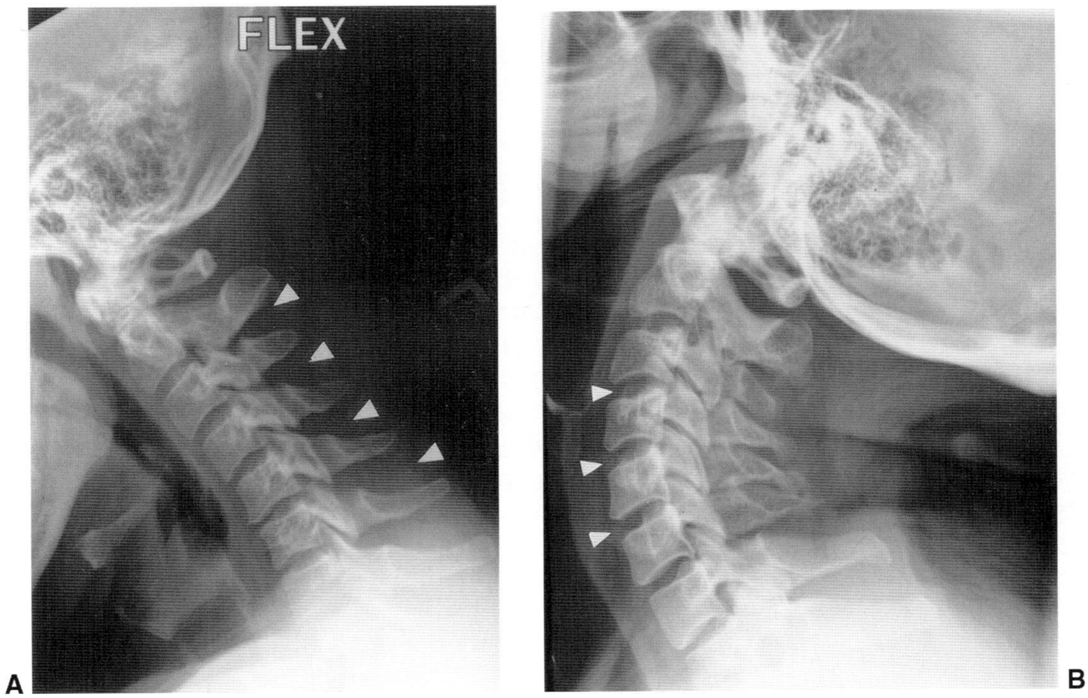

그림 2.7 A. 정상적으로 굽힘한 목뼈의 측면 방사선 사진. 굽힘 운동은 위쪽 목뼈 분절을 통해 크게 일어나고, 가시돌기 사이의 공간을 벌린다 (화살표 머리). **B.** 폄되어 있는 목뼈의 측면 방사선 사진. 여기에서도 폄 운동은 위쪽 목뼈에서 크게 일어난 경우이다. 폄 운동을 하면, 가시돌기 사이의 공간은 좁아지고, 원반의 공간이 넓어진다 (화살표 머리).

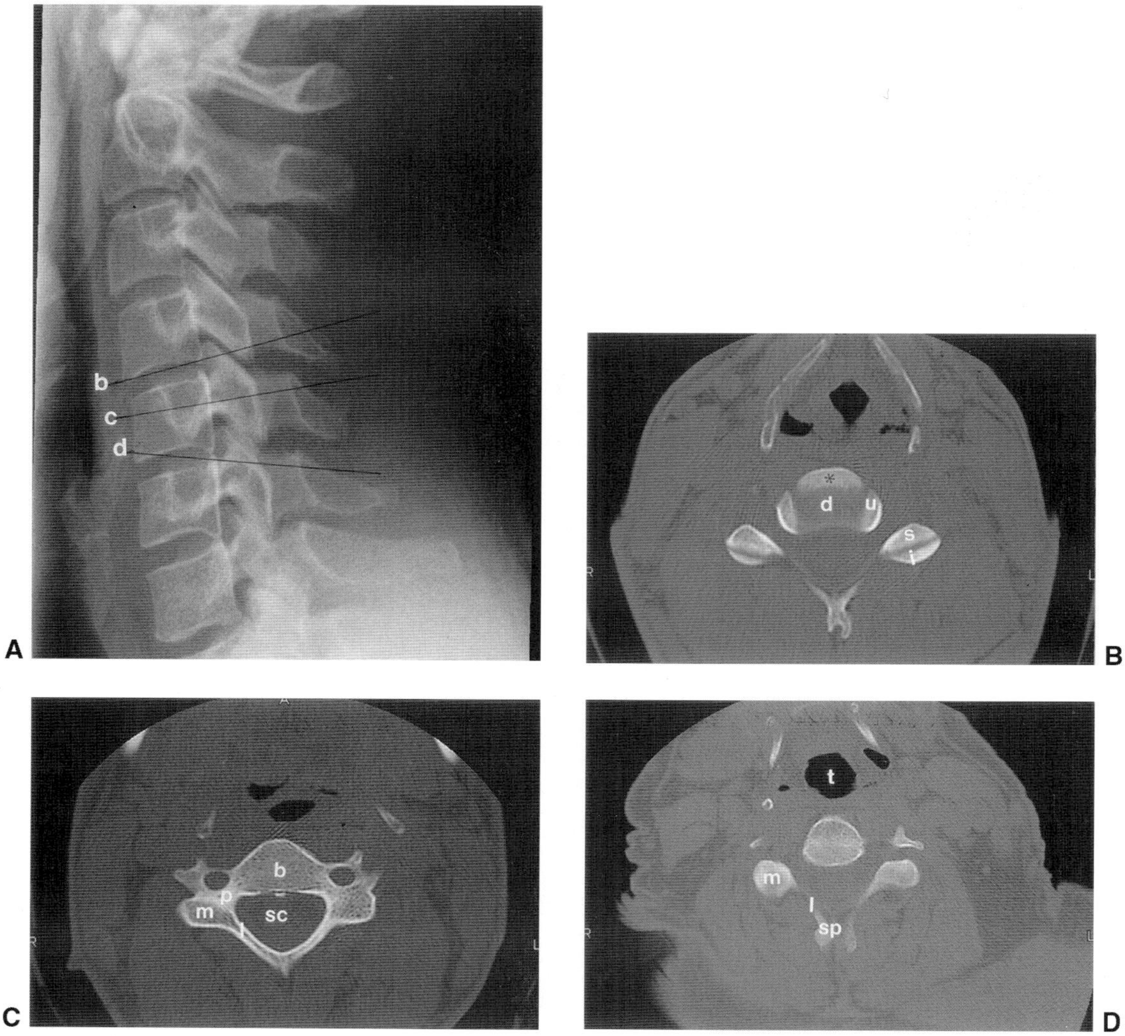

그림 2.8 A. 각기 다른 중쇠뼈 레벨의 영상을 보여 준다 (b,c,d). B. 척추원반 레벨에 있는 목뼈 가로면 CT 영상. 원반 (d)는 연부조직이기 때문에 사진에서 어둡게 나타난다. 원반의 앞쪽에 자리하는 뼈는 (별표 표시) 원반 위 척추뼈의 앞아래에 위치하고 있다. 원반의 양쪽에 있는 초승달 모양의 뼈는 원반 아래에 있는 척추뼈의 갈고리돌기 (u)이다. 갈고리돌기의 옆에 있는 구조는 후관절이다. (중괄호 표시) 후관절 (화살표) 사이에 있는 어두운 선은 관절열극 안의 섬유(연)조직이다. 후관절 공간의 앞에 있는 뼈는 촬영된 척추의 아래관절돌기(i)이고, 후관절 공간의 뒤에 있는 뼈는 위 척추의 위관절돌기 (s)이다. (측면에서 관절덩이 간의 관계를 보려면 그림 2.5C를 참고하시오.) C. 목뼈의 몸통중앙 (b)를 통해 본 가로면 CT 영상. 다리는 (p), 관절덩이는 (m), l: 층판, sc: 척추관으로 표시되었으며, 척추몸통의 앞에 자리하는 연부조직은 후두의 공기 부분으로 나타난다. 후두의 공기에 비스듬하게 보이는 측면의 밀도는 갑상연골의 끝 부분이다 (후두). D. 가로면 CT 영상. 기관 공기 (t) 앞에 있는 둥그런 모양의 뼈 밀도는 위와 아래에 있는 척추몸통의 부분에 의해 윗부분과 아랫부분이 형성된 합성 그림자이다. 근육덩이는 (m), 층판은 (l), 가시돌기의 두갈래는 (sp)로 표시되었다.

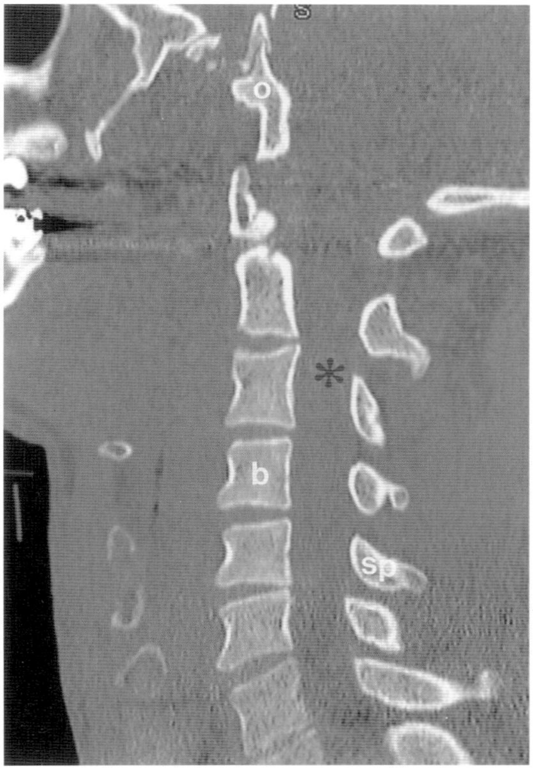

그림 2.9 (b)가 척추몸통인 목뼈의 정중앙 시상면 CT 영상. 별표는 척추관, (sp)는 가시돌기, (o)는 머리뼈의 뒤통수뼈를 가리킨다.

퇴행성 질환 / DEGENERATIVE DISEASE

뼈관절염(퇴행성 관절질환)은 목뼈에서 발생하는 가장 흔한 퇴행성 질환이다. 다른 뼈대계에서 발생하는 퇴행성 관절질환과 마찬가지로, 목뼈에서 발생하는 퇴행성 관절질환도 약한 것(그림 2.15)부터 측면 촬영(그림 2.16)과 이마면 촬영(그림 2.17)에 나타난 것처럼 심각한 경우까지 다양하다(그림 2.16). 퇴행성 관절질환은 분할이 선천적으로 실패한 부위(그림 2.18)의 위쪽과 아래쪽에서 더 자주 발생한다.

비퇴행성 질환 / NONDEGENERATIVE DISEASE

비퇴행성 관절염, 즉 주로 염증으로 인한 관절염은 목뼈를 포함한 척추 전체에 영향을 줄 수 있다. 그 중 하나가 류마티스성 관절염(RA)으로서 가장 보편적으로 고리중쇠관절에서 발생한다.

아래쪽 목뼈에서 발생한 RA의 방사선 사진의 특징은 퇴행성 관절염의 특징과 정반대이다. 비퇴행성 관절염의 특징으로는 뼈가시 형성과 이웃한 관절면에서 일어나는 반응성 경화증이 있다.

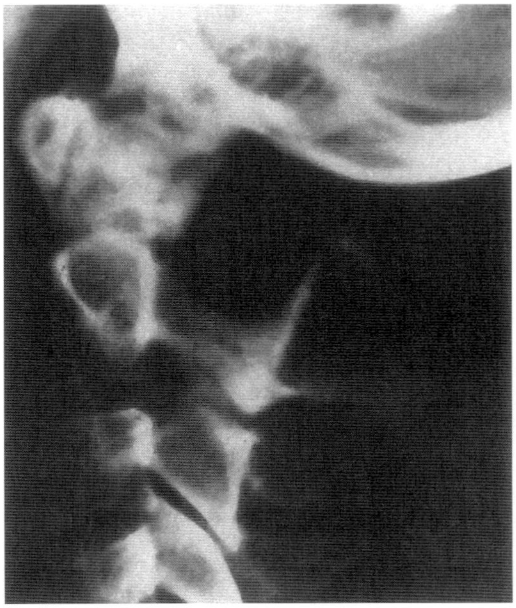

A

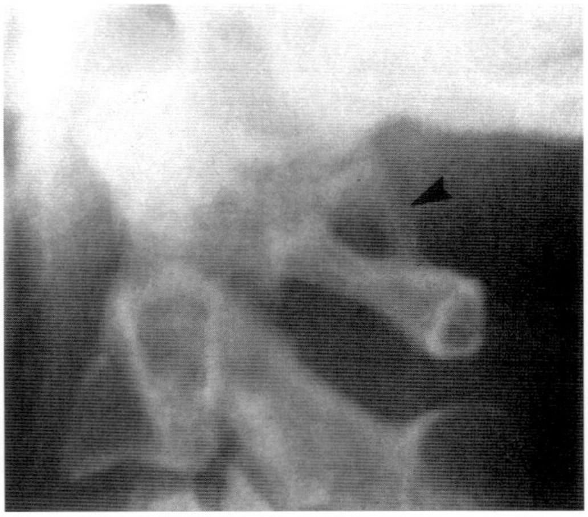

B

그림 2.10 A. C1 앞쪽 활이 완전히 부재한다. C2의 가시돌기가 이를 보완하기 위해 비대해졌다. B. 척추동맥을 수용하는 완전한 궁형의 구멍 (화살표).

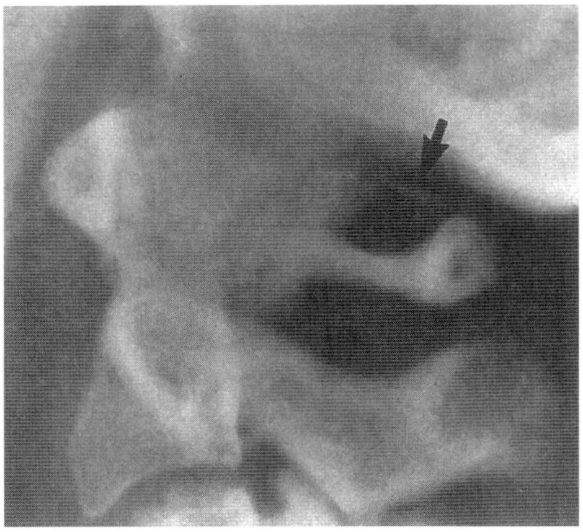

C

그림 2.10(*계속*) C. 불완전한 궁형의 구멍 (화살표) (Harris JH, Mirvis SE. The Radiology of Acute Spinal Trauma. 3rd ed. Philadelphia, PA: Lippincott Williams & Wilkins ; 1996:83 [A] 81[B] 82[C]에서 재출판됨.)

RA는 뼈가시 형성과 반응성 경화증(인접한 겉질 가장자리가 더욱 하얗게 되는 것) 중 어느 쪽에서도 유발하지 않았으나 원반 물질의 파괴와 관절

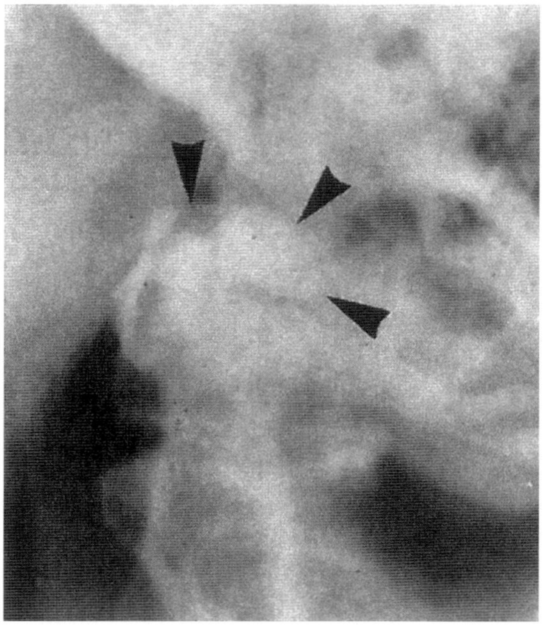

그림 2.11 비정상적으로 큰 치아돌기 분리증 (화살표 머리). (Harris JH, Mirvis SE. The Radiology of Acute Spinal Trauma. 3rd ed. Philadelphia, PA: Lippincott Williams & Wilkins; 1996:86에서 재출판됨.)

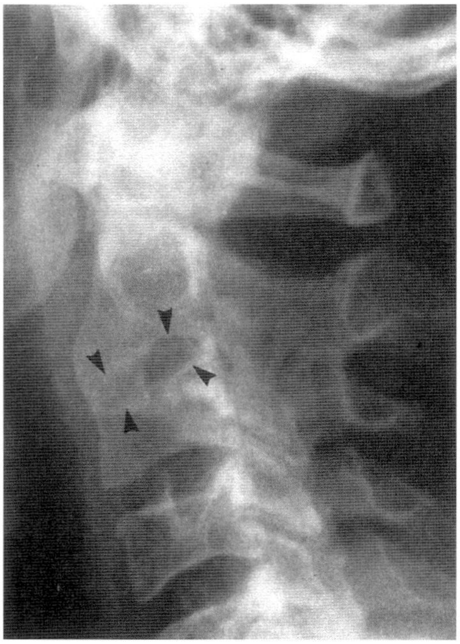

그림 2.12 C2와 C3의 분할 실패. 두 번째와 세 번째 목뼈가 위 아래 부분이 선천적으로 융화된 넓은 원반 공간 (화살표 머리)에 의해 분리되어 있다. (Harris JH, Mirvis SE. The Radiology of Acute Spinal Trauma. 3rd ed. Philadelphia, PA: Lippincott Williams & Wilkins ; 1996:93에서 재출판됨.)

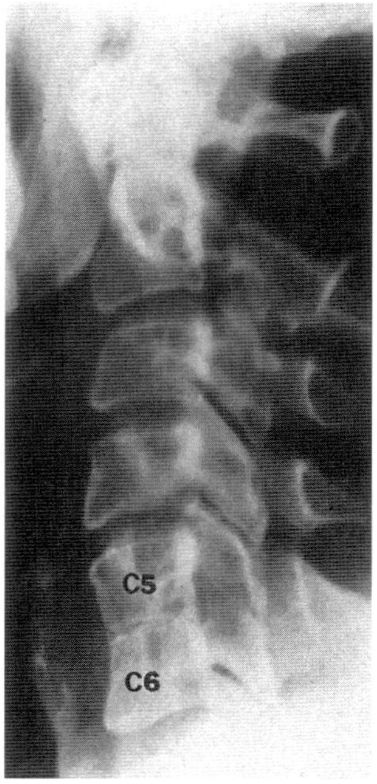

그림 2.13 C5와 C6의 완전한 분할 실패. 척추몸통과 관절덩이가 선천적으로 융화되었다. (Harris JH, Mirvis SE. The Radiology of Acute Spinal Trauma. 3rd ed. Philadelphia, PA: Lippincott Williams & Wilkins;1996:95에서 재출판됨.)

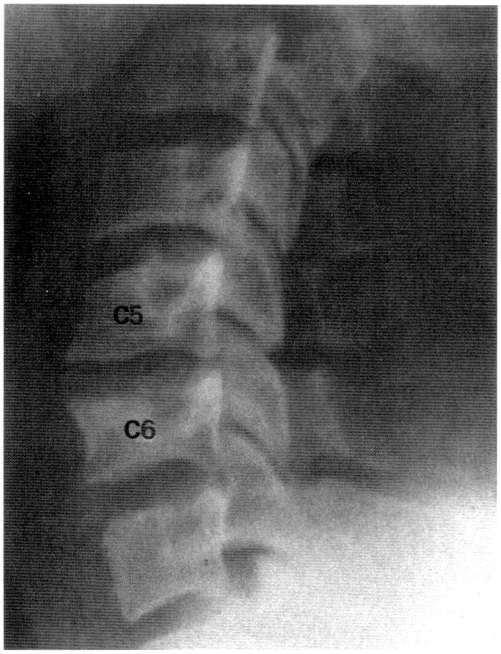

그림 2.14 C5와 C6 척추몸통의 크기와 모양 면에서의 정상적인 차이. (Harris JH, Mirvis SE. The Radiology of Acute Spinal Trauma. 3rd ed. Philadelphia, PA: Lippincott Williams & Wilkins; 1996:90에서 재출판됨.)

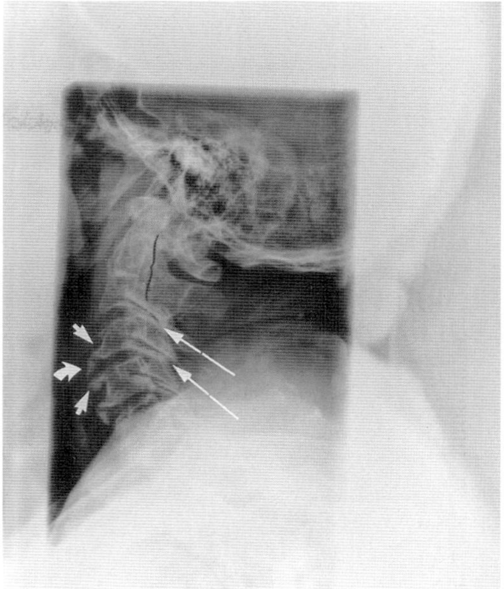

그림 2.16 C2와 C3의 선천적인 척수 융합과 관련되어 나타나는 심각한 수준의 퇴행성 관절염. (중괄호 표시) 앞쪽으로 돌출된 뼈가시(흰 화살표)는 C4와 C5에서 발견된다. C4와 C5 사이는 불완전하게 연결되어 있다 (곡선 화살표). C3-C4와 C4-C5 수준에서 발견되는 후관절 (줄기달린 화살표)은 인접한 관절면의 반응성 경화증으로 인해 좁혀진다.

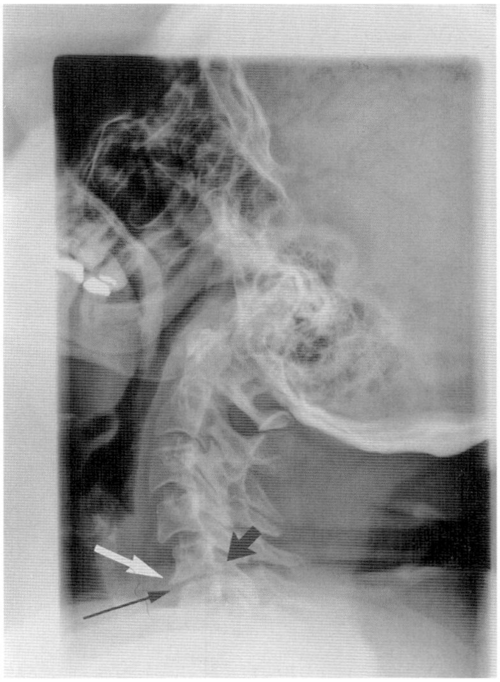

그림 2.15 C5-C6에 제한된 가벼운 퇴행성 관절염. 앞쪽 (흰색 화살표)과 뒤쪽 (검정색 화살표)에 있는 뼈가시가 C5의 아래쪽 몸통종판으로부터 발생하고 있다. C5-C6의 원반 공간 (긴 화살표)은 좁혀진다.

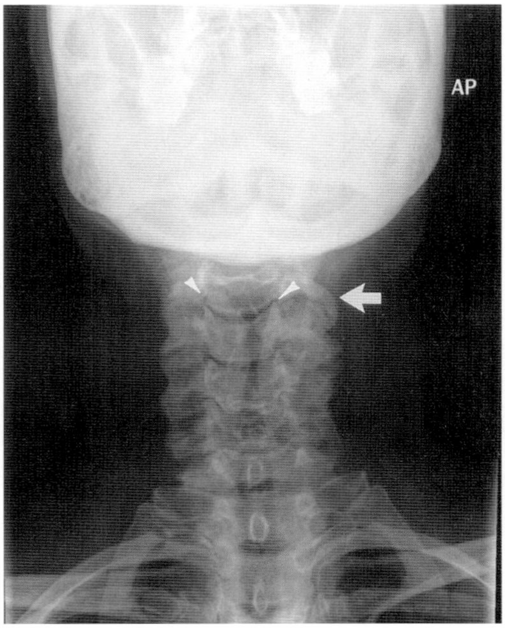

그림 2.17 C3-C4의 가쪽덩이 사이의 가쪽 연결을 유발하는 퇴행성 질환 증세를 보이는 목뼈의 AP 방사선 사진. (화살표) 같은 수준의 루시카 관절도 좁아지고 뒤틀어진다. (화살표 머리)

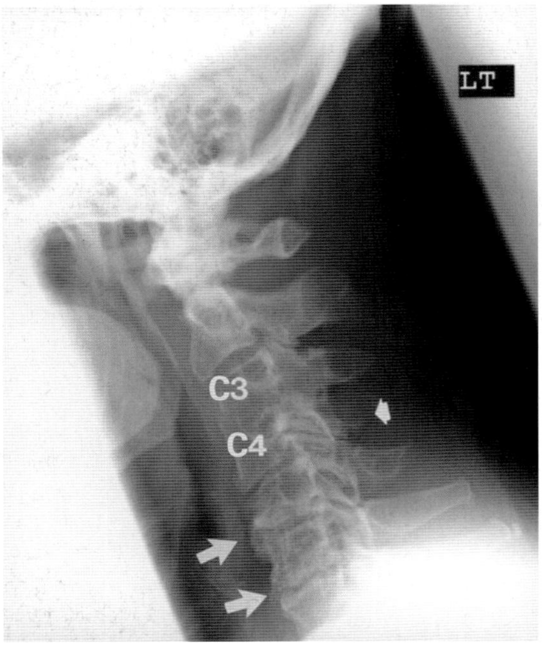

의 연골화, 골밀도의 손실, 뼈 파괴 및 인접한 척추몸통 및 관절종판의 손상 등을 유발한다. 후자의 결과로 Luschka 관절(후관절)이 좁아지고 변형된다. 이와 같은 모든 변화는 그림 2.19에 설명되어 있다.

그림 2.18 C3와 C4의 선천적 융합과 C4의 저형성 가시돌기 (화살표 표시), C5-C6와 C6-C7 수준에서 발생한 심각한 수준의 퇴행성 질환 (큰 화살표)을 촬영한 목뼈의 측면 방사선 사진.

A

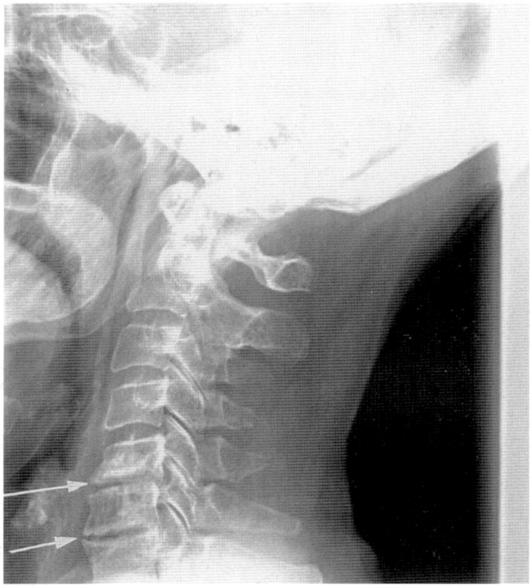

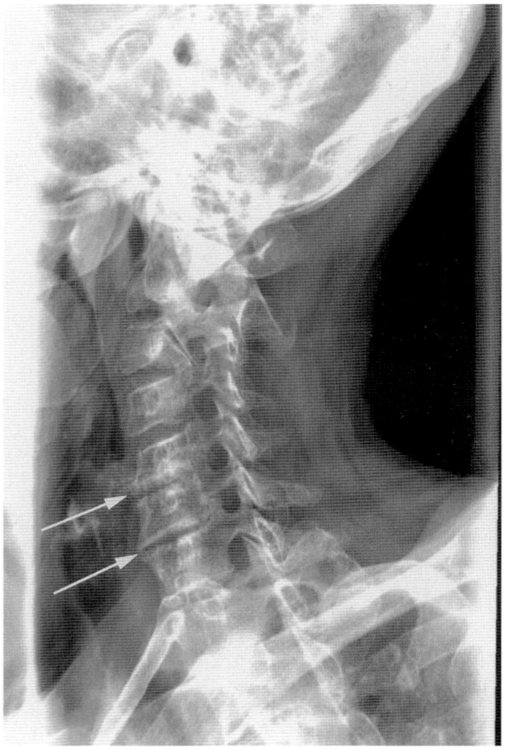

B

그림 2.19 류마티스성 관절염. A. 인접한 종판이 불규칙적인 부식 상태에 있어 C5-C6와 C6-C7의 원반 공간 (줄기달린 화살표)이 좁혀지는 것을 보여주는 목뼈의 측면 방사선 사진. 뼈가시의 부재와 증가된 골밀도에 주의하자. 이와 같은 변화는 LAO 촬영 (B, 줄기달린 화살표)와 AP사진 (C) 에서 더욱 잘 관찰할 수 있다.

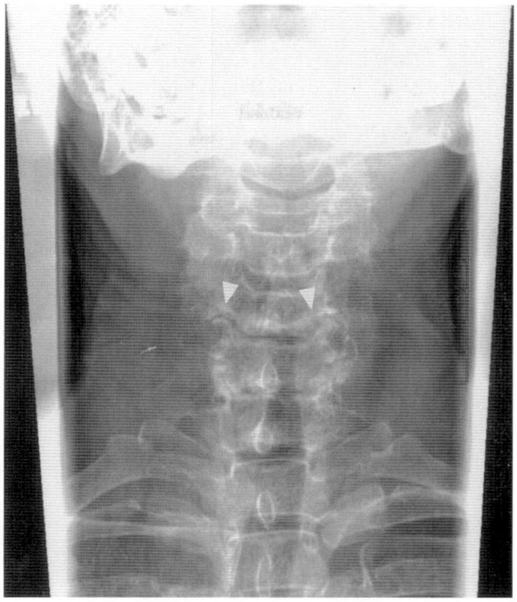

C

그림 2.19 *(계속)* 이마면 촬영(C)에서는 루스카 관절(화살표 머리)도 변형되고 좁아졌으며 골밀도의 손실이 일어난다.

외상과 수술 이후의 변화

Posttraumatic and Postoperative Changes

지속적인 목뼈 외상을 겪는 환자들을 관리할 때, 물리치료사의 역할은 일반적으로 치료 후 단계의 관리이다. 이에 따라 환자들은 다양한 종류의 앞, 뒤, 복합 목뼈 융합으로 물리치료를 받고 있다. 본 단락은 주로 외상 이후의 융합을 설명하고 있지만, 목뼈 부위의 통증, 신경뿌리통증, 혹은 퇴행성 관절염으로 인한 부수적인 척수 압박 징후나 증상의 관리를 위한 융합 장치와 그 이후에 행하는 척추관 협관증의 치료를 위한 척추뒤쪽고리절제술에 대해서도 비슷하거나 동일한 정도로 다룬다. 그림 2.20A는 Ⅱ형 치아돌기 균열을 앓고 있는 환자를 수술할 때 촬영한 목뼈의 측면 방사선 사진이다. 그림 2.20B는 동일인을 대상으로 수술을 받은 다음 날에 촬영한 측면 방사선 사진으로서, C1과 C2이 완전하게 뒤쪽 융합된 모습을 보여주고 있다.

목뼈의 앞쪽 융합을 보여주는 방사선 사진은 그림 2.21에 측면 촬영(그림 2.21A) 굽힘 자세 촬영(그림 2.21B), 폄자세 촬영(그림 2.21C) 및 이마면 촬영(그림 2.21D)로 볼 수 있다. 융합 후에

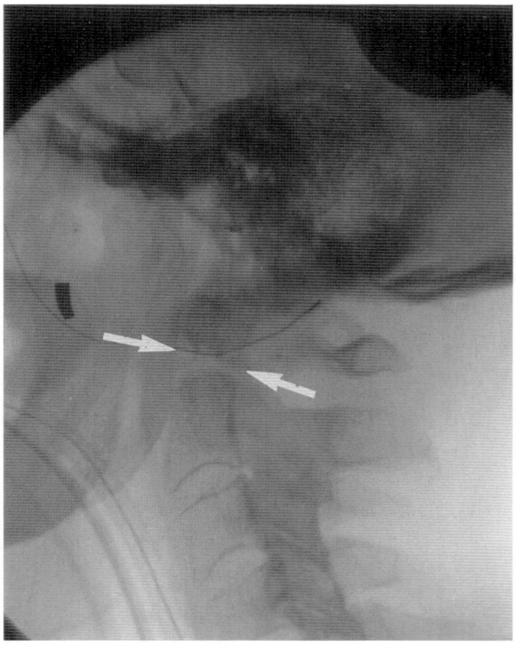

A

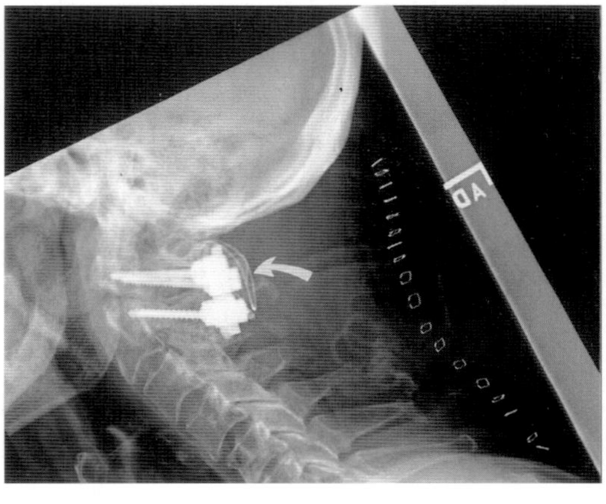

B

그림 2.20 A. 치아돌기의 밑바닥에서 발생한 균열 (화살표)을 보여주는 수술 중에 촬영한 목뼈 방사선 사진. 균열의 예로는 제 2종 치아돌기 균열을 들 수 있다. **B.** 치아돌기 균열의 나사와 막대를 이용한 뒤쪽 융합을 보여주는 수술 후에 촬영한 목뼈 측면 방사선 사진. 나사는 관절덩이까지 뻗어 나가 치아돌기 균열 (위쪽 나사)과 중쇠뼈 몸통 (아래쪽 나사)을 관통한다. C1의 뒤쪽 활은 철선 고리 (화살표)에 의해 C2의 뒤쪽 활에 고정되어 있다.

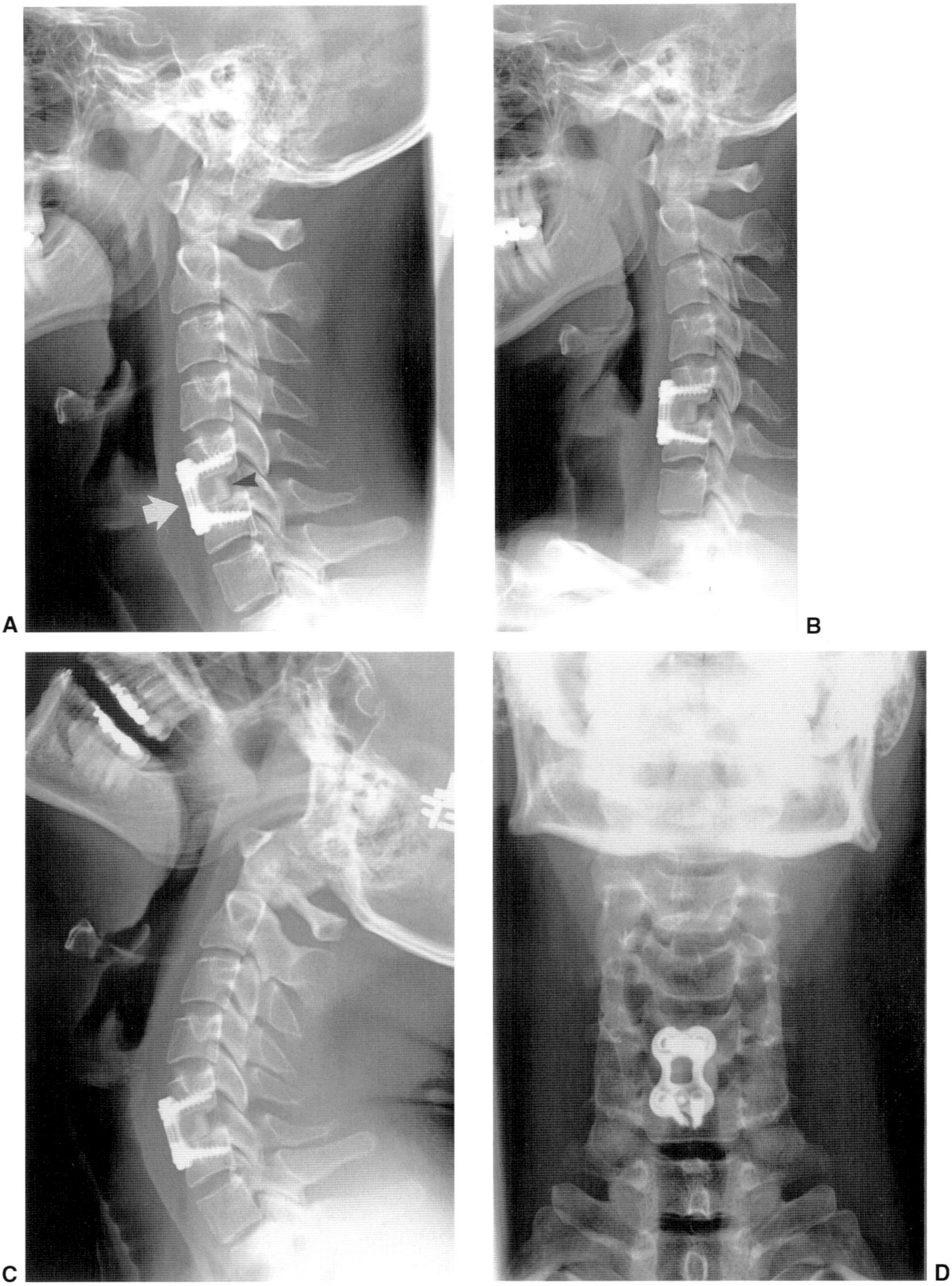

그림 2.21 C5와 C6의 앞쪽 융합. 측면 방사선 사진(A)을 통해 앞쪽에 있는 강철판(화살표)이 C5와 C6의 척추몸통에 나사로 고정된 것을 볼 수 있다. "겉질 골편" 이라고 불리는 뼈(화살표 머리)가 C5-C6의 척추사이원반에 삽입되어 원반 공간의 높이를 유지시키고 궁극적으로는 C5와 C6의 척추몸통과 융합하여 금속 융합을 증대시킨다. B.C. 굽힘(B)과 폄(C)을 할 때, 같은 환자를 촬영한 측면 방사선 사진. 같은 환자의 이마면 방사선 사진(D)은 층판을 C5와 C6의 척추몸통에 고정시키기 위해 사용된 4개의 나사와 앞쪽의 층판을 보여준다.

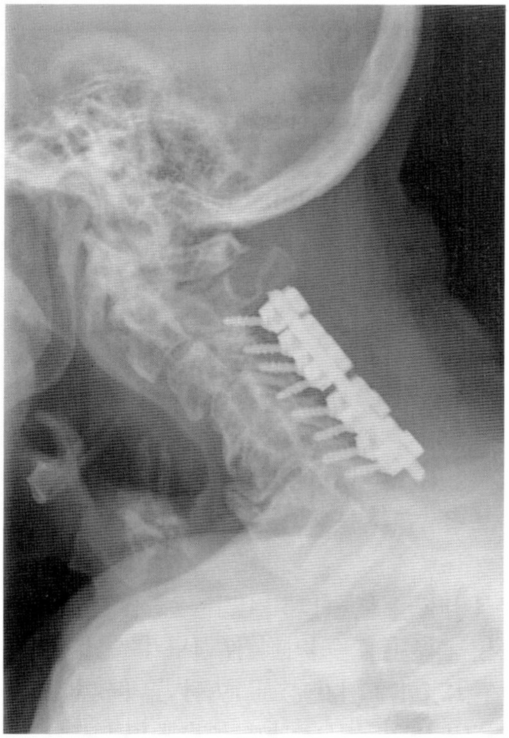

는 굽힘이나 폄의 측면 방사선 사진이 종종 사용되는데, 이는 융합된 부위에 어떤 동작도 일어나지 않도록 하기 위함이다.

그림 2.22는 목뼈의 뒤쪽 융합의 예를 보여주고 있다.

목뼈의 앞쪽과 뒤쪽이 융합된 복합 융합은 그림 2.23에 나타나 있다.

그림 2.22 C2와 C6까지의 앞쪽 융합을 보여주는 목뼈의 측면 방사선 사진. 이와 같은 앞쪽 융합을 시술하기 위해 융합되어야 하는 척추의 가시돌기와 층판은 플랫과 나사를 사용하기 전에 제거되어야 한다. 이런 과정을 척추뒤쪽고리절제술이라고 한다.

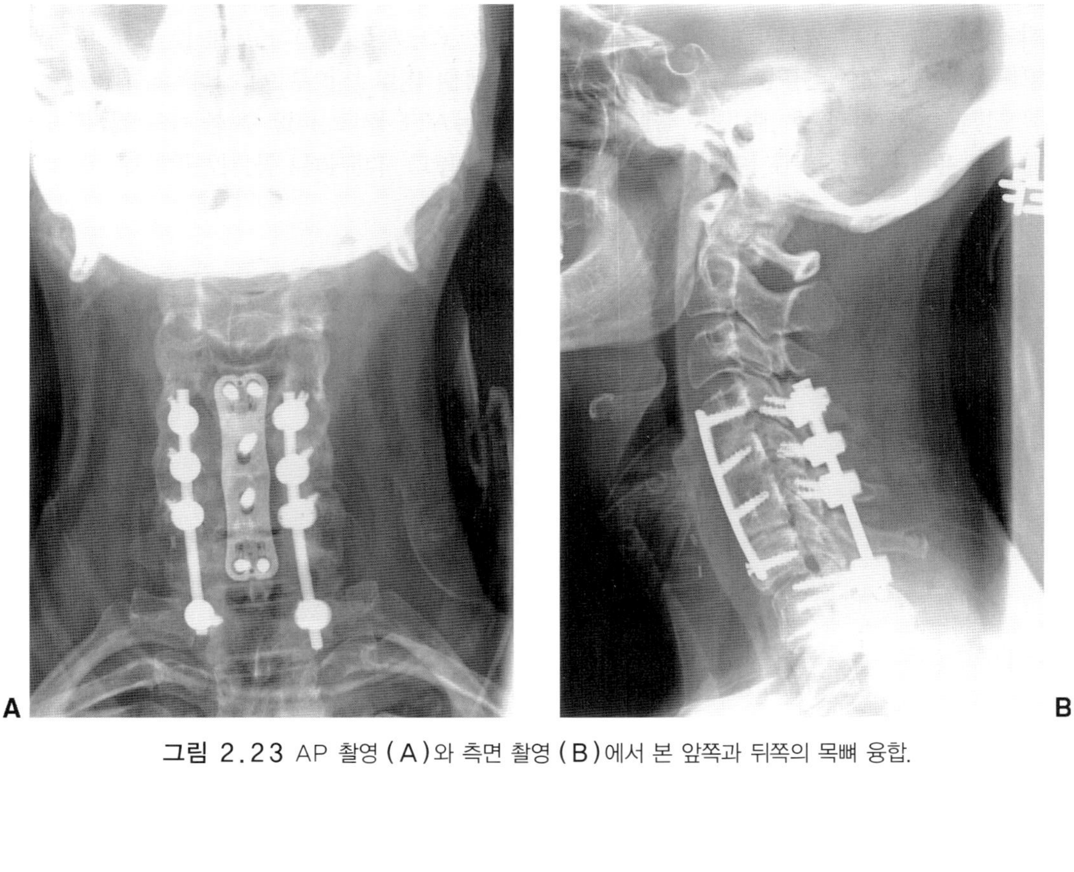

그림 2.23 AP 촬영 (A)와 측면 촬영 (B)에서 본 앞쪽과 뒤쪽의 목뼈 융합.

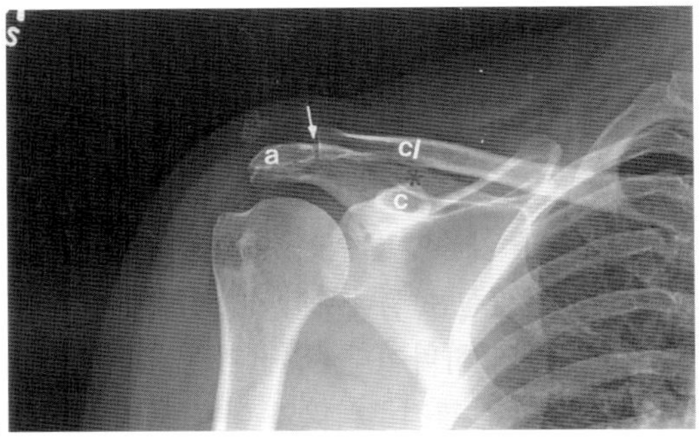

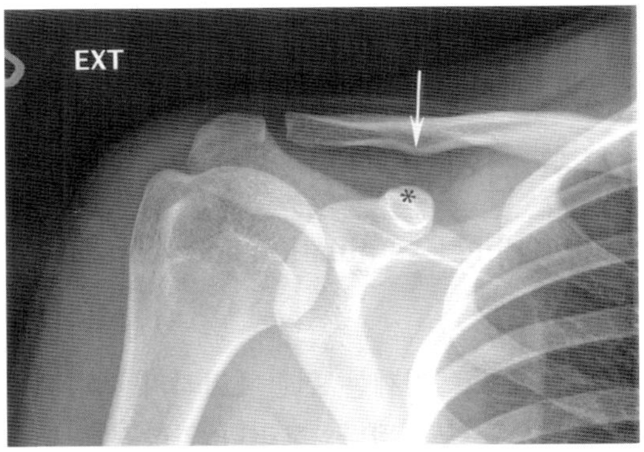

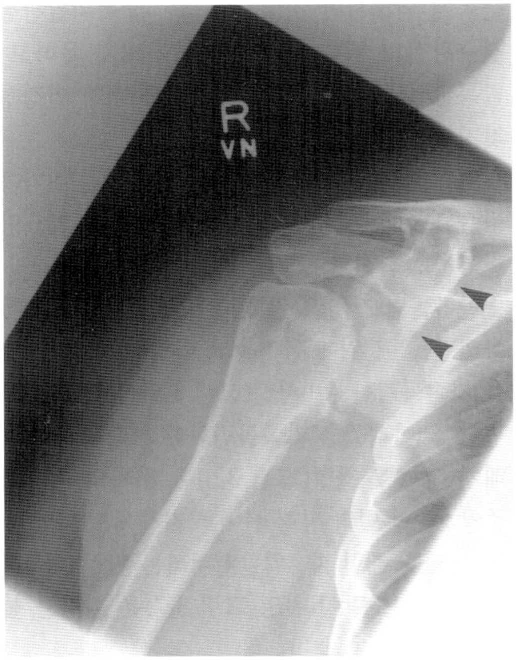

그림 3.3 안쪽돌림된 어깨의 이마면 사진(A). 화살표는 봉우리빗장인대, 별표는 부리빗장인대, a는 어깨뼈의 봉우리돌기, c는 어깨뼈의 부리돌기, cl은 빗장뼈를 나타낸다. B. 어깨의 이마면 사진. CC 인대의 이는곳 (화살표)과 부리돌기에 있는 닿는곳 (별표)을 보여 주고 있다. C. 석회화된 CC 인대 (화살표 머리).

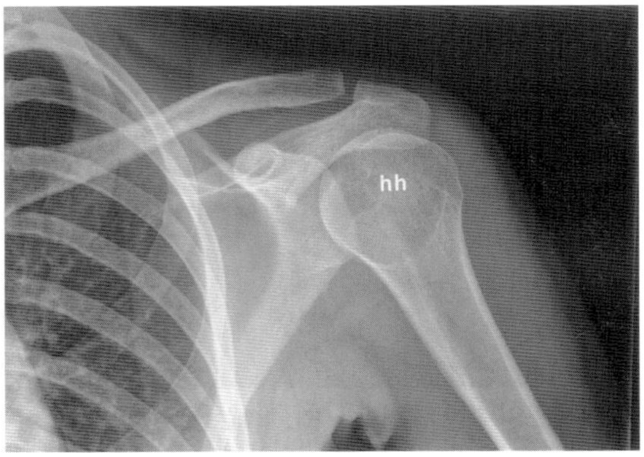

그림 3.4 안쪽돌림된 어깨의 이마면 사진, 위팔뼈머리(hh)는 전구처럼 둥근 모양이다.

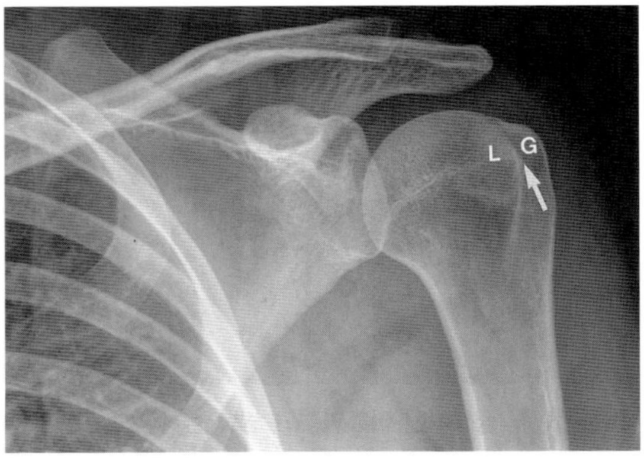

그림 3.5 가쪽돌림된 어깨의 이마면 사진. 위팔두갈래근의 긴갈래 힘줄이 통과하는 두갈래고랑(화살표)은 큰결절 (G)과 작은결절 (L) 사이에 위치한다.

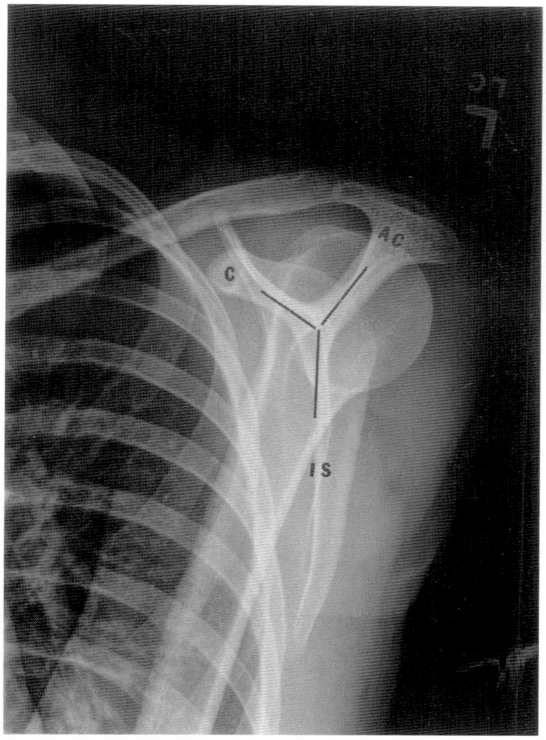

그림 3.6 부리돌기(C)는 Y 자 중에서 앞쪽 팔을 의미하고, 봉우리돌기 (AC)는 Y의 뒤쪽 팔을 의미한다. 어깨뼈의 가시아래근은 Y의 줄기이다.

고, X-선 빔이 겨드랑이의 끝에 집중되었을 때 촬영할 수 있다. X-선 카세트는 어깨 위에서 중앙 X-선 빔에 수직으로 배치된다.

병리

Pathology

퇴행성 질환 / DEGENERATIVE DISEASE

어깨의 퇴행성 관절염(퇴행성 관절질환, DJD)은 대개 관절의 마모로 인하여 발생하며, 척추관절이나 엉덩관절보다 적게 발생하는데, 그 이유는 척추나 엉덩관절과는 달리, 어깨가 체중을 지탱하는 관절이 아니기 때문일 것이다. 어깨의 퇴행성 관절염은 야구 투수, 미식축구의 쿼터백, 역도 선수, 무거운 물체를 반복적으로 들어올리는 근로자 등에서 자주 발생한다. 이외에도 어깨의 퇴행성 관절염은 노인 여성에서도 흔한 발생한다. 퇴행성 관절염의 원인은 아직 명확하게 밝혀지지 않았다.

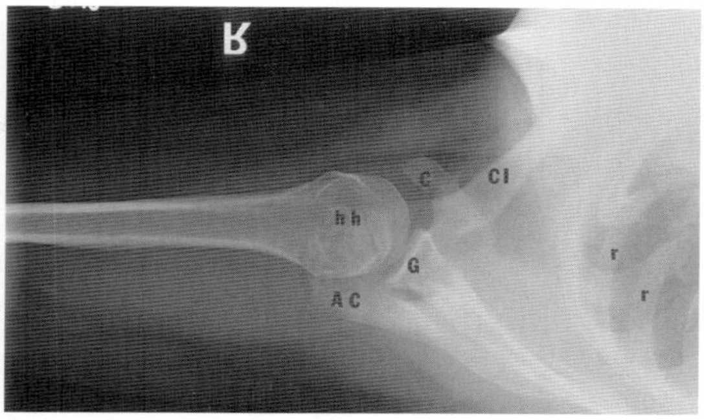

그림 3.7 겨드랑이 사진. hh는 위팔뼈머리, C는 부리돌기, G는 관절오목, AC는 어깨뼈의 봉우리돌기, Cl은 빗장뼈, r은 갈비뼈를 의미한다.

어깨 퇴행성 관절염의 방사선 사진의 징후는 다른 관절과 마찬가지로, 관절 공간의 축소, 반응성 경화증 (인접한 관절면의 밀도 증가), 겉질면 부식, 연골밑낭포 형성, 뼈가시 형성 등이 있다. 오목위팔관절에서 나타나는 뼈관절염의 징후는 그림 3.8과 그림 3.9에서 설명되고 있다.

비퇴행성 질환 / NONDEGENERATIVE DISEASE

류머티스성 관절염(RA)은 신체의 모든 윤활관절에 영향을 미칠 수 있는 결합조직 질환이다. 이 질환의 정확한 원인은 밝혀지지 않았다. 이 질환은 남성보다 여성에게서 더 자주 발발하며, 아동에게서도 발생할 수 있다. 뼈관절염의 방사선 사진과는 달리, 어깨 RA는 관절 공간의 축소, 팔이음뼈에 있는 모든 뼈의 탈무기질화, 반응성 경화증의 부재 및 빗장뼈의 말단부가 점점 가늘어지는 등의 징후를 보인다(그림 3.10). 장기적으로 봤을 때, 뼈관절염의 전형적인 징후와 RA의 징후가 중복된다.

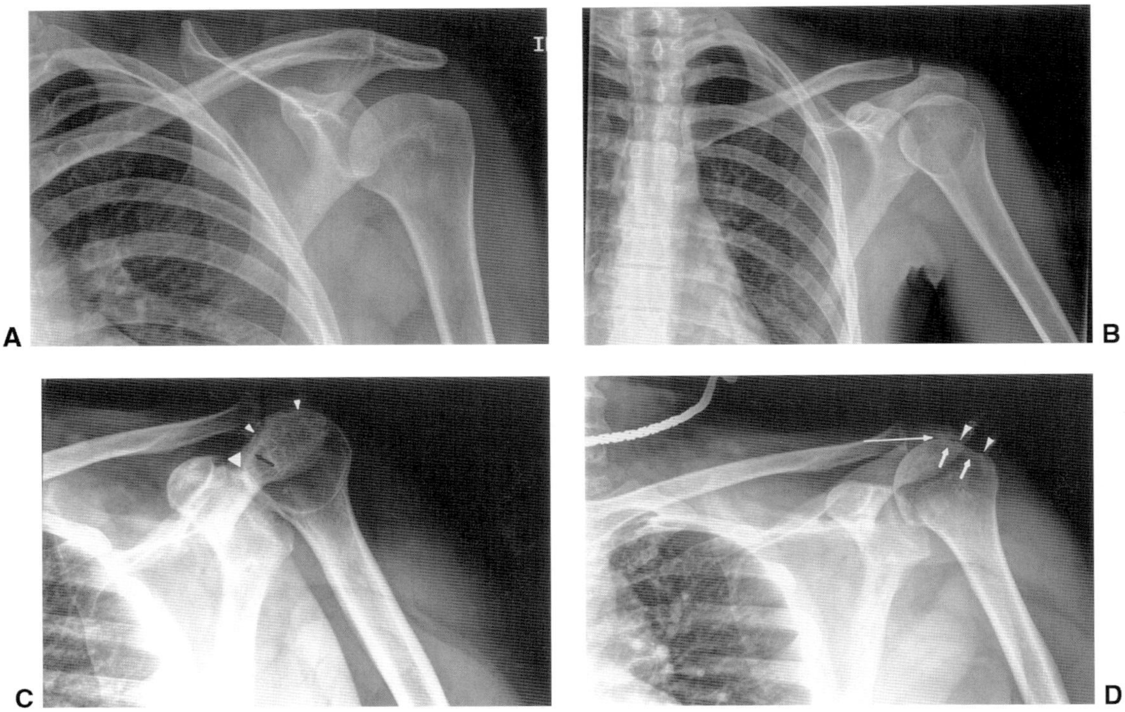

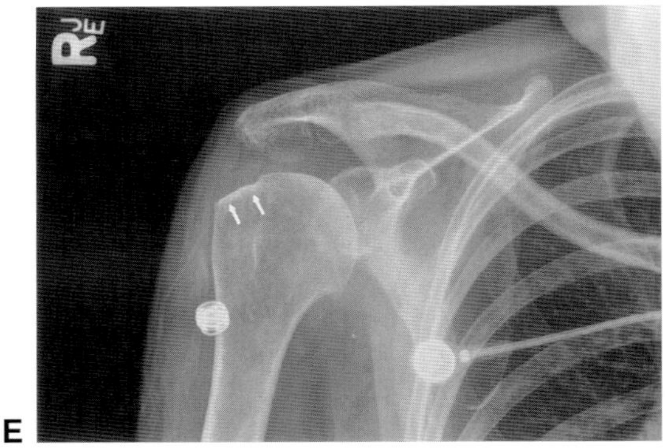

그림 3.8 어깨의 뼈관절염. A 와 B는 쉽게 비교하기 위해 안쪽돌림된 어깨의 이마면 사진(A)과 가쪽돌림된 어깨의 이마면 사진(B)을 각각 제시했다. C. 겉질 부식 (작은 흰색 화살표머리), 반응성 경화증 (검은색 화살표), 오목위팔관절의 공간 축소 (큰 흰색 화살표)를 나타내는 안쪽돌림된 어깨 모습 (A 부분과 비교). D. 겉질 부식 (화살표 머리), 연골밑 반응성 경화증 (화살표), 그리고 위팔뼈머리와 봉우리돌기 사이의 공간 축소 (긴 꼬리 화살표)의 징후를 보이는 가쪽돌림된 같은 어깨 부위 (B 부분과 비교). E. 위팔뼈머리의 비관절면에서 나타난 반응성 경화증 (화살표)의 좋은 예시를 보여준다.

피로인산염 칼슘 퇴적 질병(CPPD, 가성 통풍)은 또 다른 종류의 대사 질환이다. 이 질환의 병리적 특징으로는 여러 관절의 섬유연골에 피로인산염 칼슘 결정이 퇴적된다는 점이다. 일반적으로 두덩결합, 무릎, 손목 및 팔꿈치와 같은 관절에서 위와 같은 질환이 발생한다. 이 질환은 앞의 부위들보다 어깨에서 적게 발생한다. CPPD의 방사선 사진은 오목위팔관절의 섬유연골에 불규칙한 밀도의 물질(피로인연삼 칼슘 결정)이 퇴적하는 특징을 보인다(그림 3.11 A,B).

가동관절(어깨, 팔꿈치, 손목, 엉덩관절, 무릎)에는 두 종류의 콜라겐이 존재한다. 섬유연골은 "쿠션" 역할을 하는 연부조직으로 관절 공간을 유지하며, 각 관절의 뼈를 분리시키는 역할을 한다. 두 번째는 유리연골이다. 유리연골은 관절면에 직접적으로 작용한다. 피로인산염 칼슘 결정은 섬유연골에서 퇴적된다.

석회화된 힘줄염은 어깨세모근밑 윤활주머니에서 칼슘 결정이 자연스럽게 퇴적되는 현상을 지칭한다(그림 3.12). 이런 상태를 일반적으로

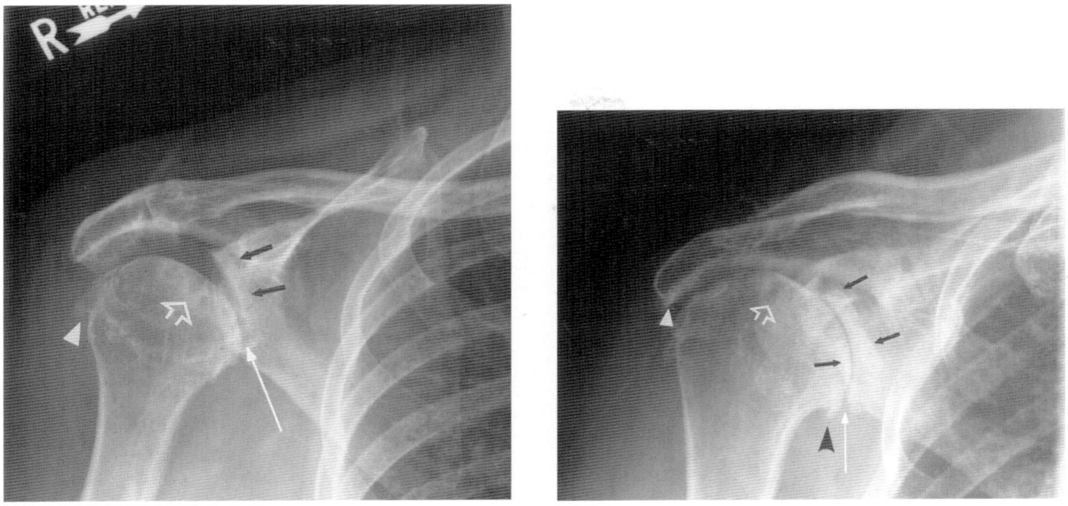

A B

그림 3.9 A. 뼈관절염의 전형적인 증상을 보이는 오른쪽 어깨의 이마면 사진. 검은 화살표는 어깨뼈의 관절오목에서 발생된 반응성 경화증이다. 긴 꼬리를 가진 화살표는 오목위팔관절의 공간 축소를 의미한다. 속이 빈 화살표는 연골밑낭포 형성을 보여준다. 흰색 화살표 머리는 위팔뼈머리의 관절면에서 발생한 미미한 뼈가시를 보여준다. B. 어깨뼈 관절오목과 이웃한 위팔뼈머리에서 발생한 반응성 경화증 (검은 화살표), 오목위팔관절의 공간 축소 (꼬리 있는 흰색 화살표), 연골밑낭포 (안이 빈 화살표), 그리고 위팔뼈머리(검은 화살표 머리)와 봉우리돌기 (흰색 화살표 머리)에서 발생한 작은 뼈가시 등의 고전적인 뼈관절염의 징후를 보이는 환자의 이마면 사진이다. 기억해야 할 점은 치구낭포(detritus cyst)는 겉질의 부식으로 발생하며, 관절염이 보다 악화되었음을 의미한다.

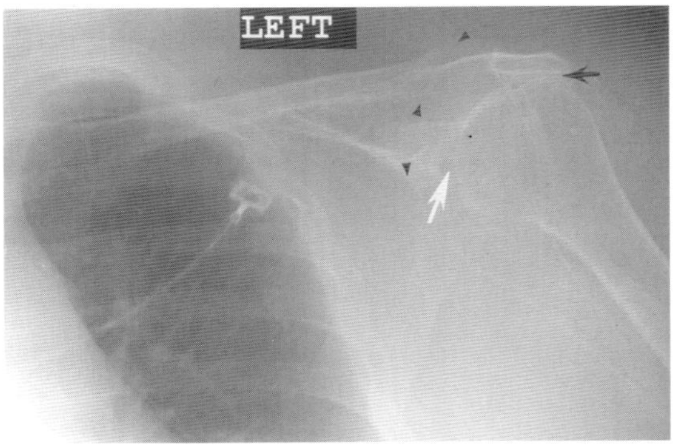

그림 3.10 모든 어깨의 뼈들로 확산된 심각한 탈무기질화 증상, 오목위팔관절의 축소 (흰색 화살표), 봉우리위팔관절공간의 축소 (검은 화살표), 빗장뼈 끝단이 점점 가늘어지는 왼쪽 어깨의 류마티스성 관절염 (RA).

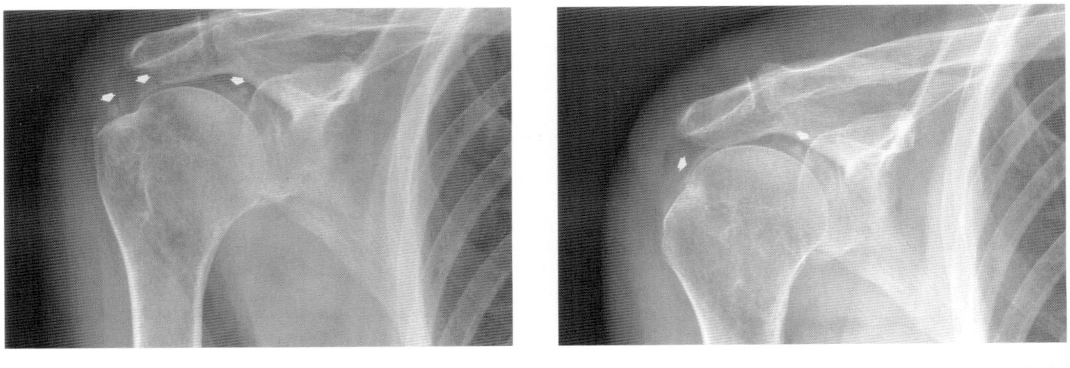

A B

그림 3.11 안쪽돌림(A)이나 가쪽돌림(B)된 사진은 피로인산염 칼슘 퇴적 질환 (가성 통풍)을 보여준다. 사진에서 보이는 조각조각의 불규칙한 석회화 (화살표 머리)는 오목위팔관절의 섬유연골에 퇴적된 피로인산염 칼슘 결정들이다.

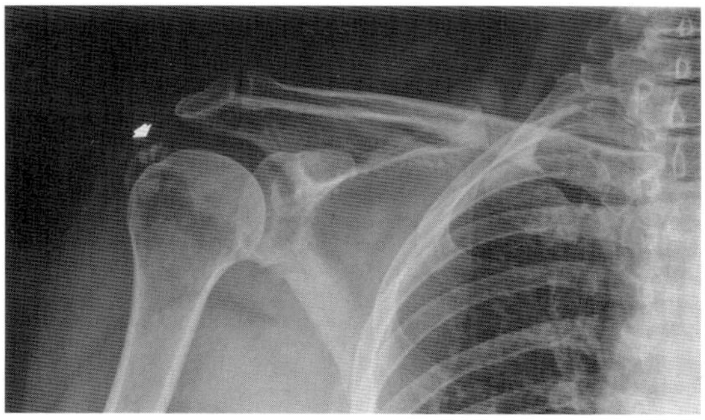

그림 3.12 어깨의 석회화된 힘줄염 ("윤활주머니염"). 작고 불규칙한 밀도의 물체 (화살표)가 어깨세모근밑 윤활주머니에 쌓인 칼슘 퇴적물을 의미한다.

"윤활주머니염"이라고 한다. 임상적으로 윤활주머니의 부종을 의미하는 윤활주머니염은 동작을 취할 때 어깨 통증을 유발하고, 특히 어깨를 벌림하고, 아래팔을 등뒤쪽으로 뒤쪽 돌림할 때, 통증이 유발된다. 어깨세모근에 압통점이 발생하는 것은 전형적인 임상 증상이다. 윤활주머니의 석회화가 진행되지 않은 상태에서도 환자가 모든 윤활주머니염의 징후를 가질 수 있다는 점에 유념한다. 더욱이, 어깨세모근밑 윤활주머니 내의 석회화는 아무런 증상 없이 발생할 수 있다. 그러므로 어깨세모근밑 윤활주머니에 칼슘이 존재한다는 것이 반드시 과거나 현재에 "윤활주머니염 (bursitis)"을 앓거나 앓고 있다는 것을 의미하지는 않는다.

외상과 수술 이후의 변화

Posttraumatic and Postoperative Changes

통상적으로 물리치료사들은 급성 골절, 급성 탈구, 혹은 급성 돌림근띠 손상과 같은 지속적인 급성 외상을 앓는 환자들을 치료하지 않는다. 그보다는, 환자들이 급성 외상의 수술이나 정형외과에서의 관리를 받은 후에 재활치료에 들어가는 것이 통상적인 견해이다. 물리치료사들은 수술 이후의 영상들만 제공받기 때문에, 우리는 본 책을 통해 물리치료를 할 때 참고해야 할 급성 외상

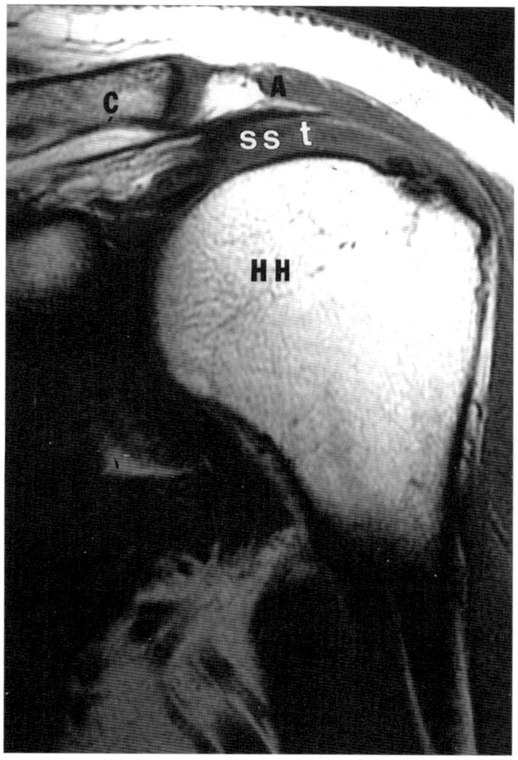

A

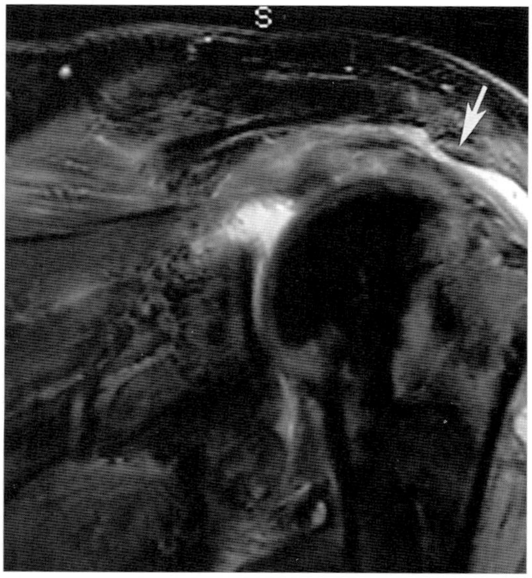

B

그림 3.13 돌림근띠 손상. (A) 연속 부분들을 쉽게 비교할 수 있는 어깨의 정상 T1 영상 HH는 위팔뼈머리, C는 빗장뼈 말단부, A는 어깨뼈의 봉우리돌기, SSt는 가시위근 힘줄을 지칭한다. (B) 부분적 혹은 완전한 가시위근 힘줄의 손상 (화살표).

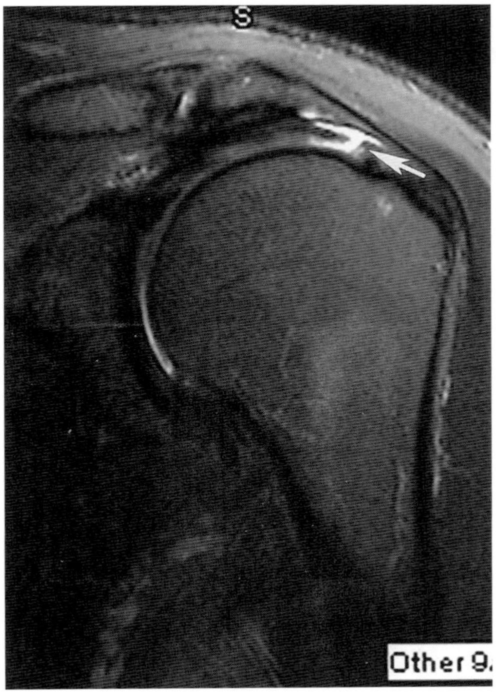

C

그림 3.13 ***(계속)*** C. 가시위근 힘줄의 완전 손상 (화살표).

에 대한 독자들의 이해를 증진시키기 보다는 보편적인 급성 어깨 외상 사진들을 선별할 수 있도록 돕는다.

손상된 돌림근띠는 가시위근 힘줄이 부분적 파열이나 혹은 완전히 파열된 것을 의미하는 용어이다. 컴퓨터 단층촬영(CT)으로도 가시위근 힘줄의 손상을 확인할 수 있지만, 그런 손상을 가장 잘 보여주는 것은 자기공명영상(MRI)이다. 그림 3.13A는 자기공명영상으로서 정상적인 가시위근과 그 근육의 힘줄을 보여주고 있고, 그림 3.13B는 가시위근 힘줄의 부분적 손상을 보여주고 있고, 그림 3.13C는 가시위근 힘줄의 완전한 손상을 보여주고 있다.

경우에 따라, 어깨 연부조직의 손상 수복, 작은 강철 연부조직 앵커(그림 3.14)는 관련 연부조직 구조물을 인접한 뼈에 부착하거나 외과 수술을 통해 접착을 강화한다.

어깨관절성형술은 완전한 어깨관절 대체술을 의미하는 용어이다(그림 3.15와 그림 3.16) (제조

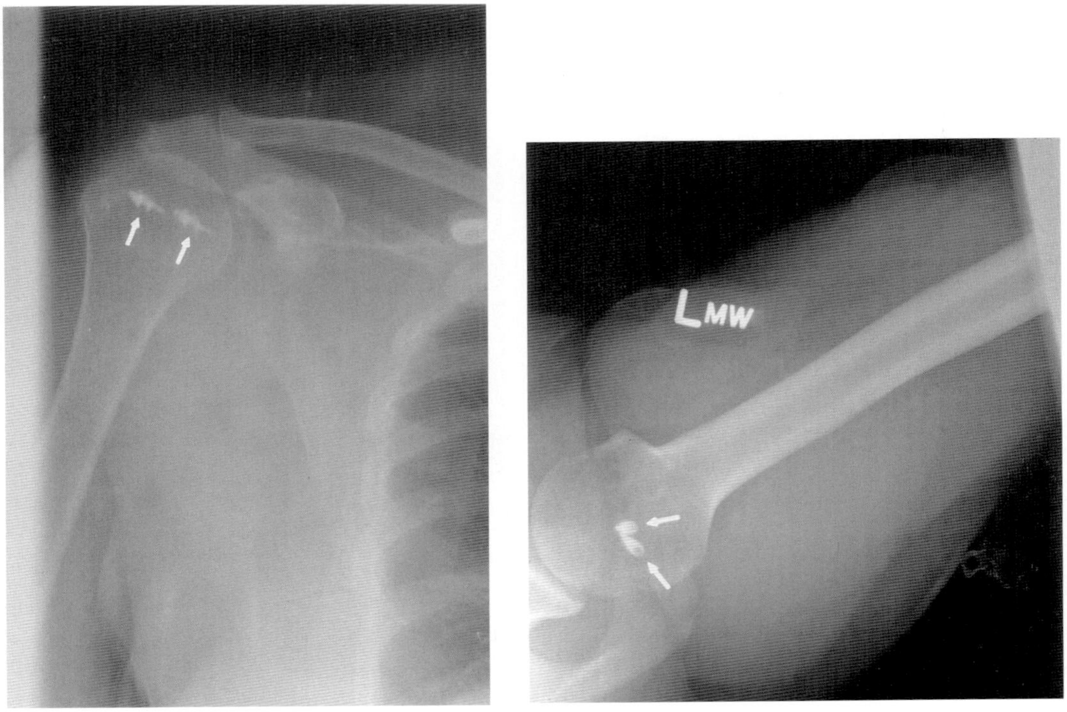

A B

그림 3.14 AP 사진(A)과 겨드랑이 사진(B)에 나타나는 연부조직 앵커(화살표).

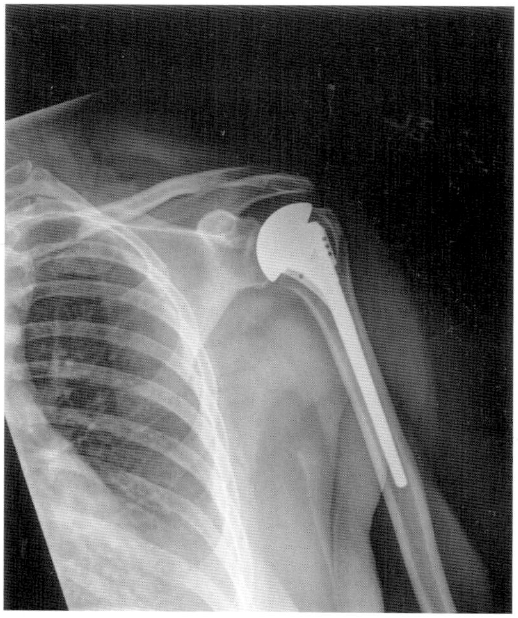
A

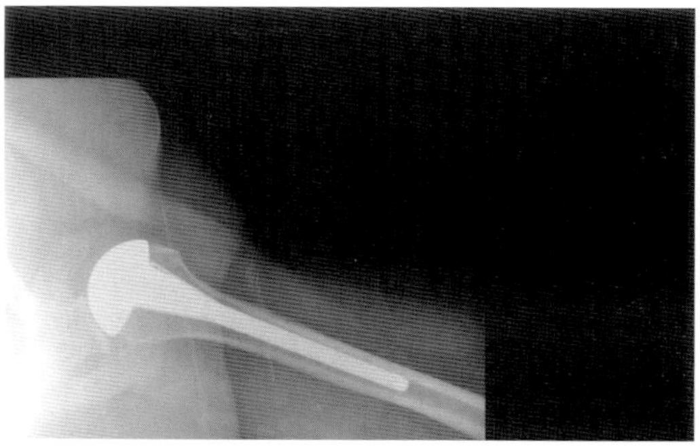
B

그림 3.15 위팔뼈머리 보철의 이마면 촬영 (A)과 겨드랑이 촬영 (B).

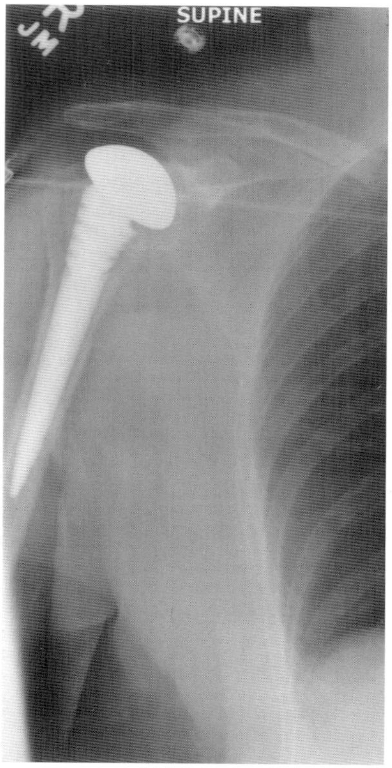

그림 3.16 약간 다른 디자인의 위팔뼈머리 보철.

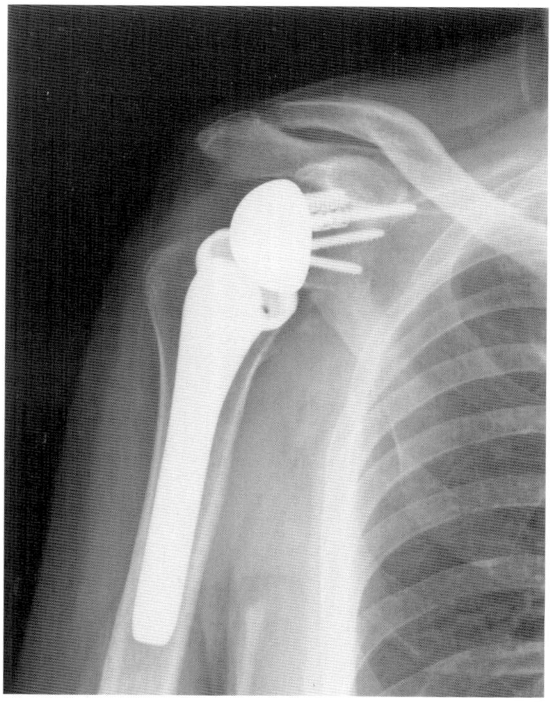

그림 3.17 관절오목에 고정된 위팔뼈머리로 인해 역전된 완전 어깨관절성형술.

사에 따라 기본 디자인 개념에 약간의 변화를 준 관절성형술 장치를 제조한다). 어깨 관절성형술은 심각한 뼈관절염, 골절 혹은 무혈관성 괴사와 같은 질환의 영향을 받은 관절을 교체하는 것을 지칭한다.

역전 어깨관절성형술(그림 3.17과 그림 3.18)은 전형적으로 손상된 돌림근띠를 가지고 있거나, 이전에 실패했던 관절성형술에 사용한다.

먼쪽 빗장뼈 골절은 대개 나사나 굽힘될 수 있는 판로 내적 고정된다(그림 3.19).

오목위팔관절("어깨")의 탈구로 인해, 위팔뼈머리가 종종 관절오목 가장자리(그림 3.20 A, B)나 부리돌기에 부딪혀서, 위팔뼈머리의 골절이 초래된다. 이런 골절을 힐–삭스 골절이라고 하고, 힐 삭스 병변으로 잘못 지칭된다. 탈구를 정복한 후의 방사선 사진에서, 물리치료사들은 가늘진 수직 가장자리(그림 3.20C)나 두꺼운 수직 가장자리(그림 3.20D)를 가진 절흔처럼 힐 삭스 골절을 볼 것이다.

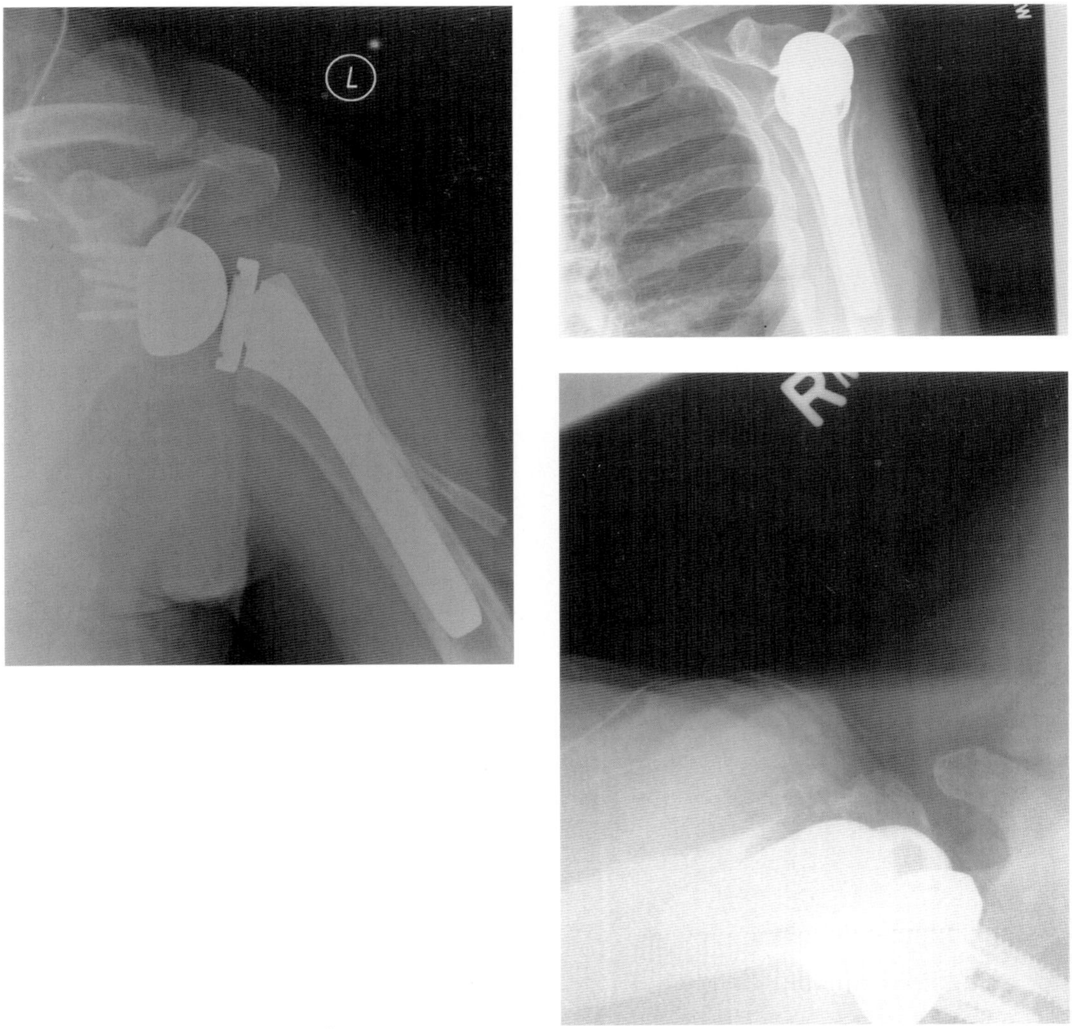

그림 3.18 역전 완전 어깨관절성형술을 촬영한 AP (A), Y축 (B), 겨드랑이 (C) 사진

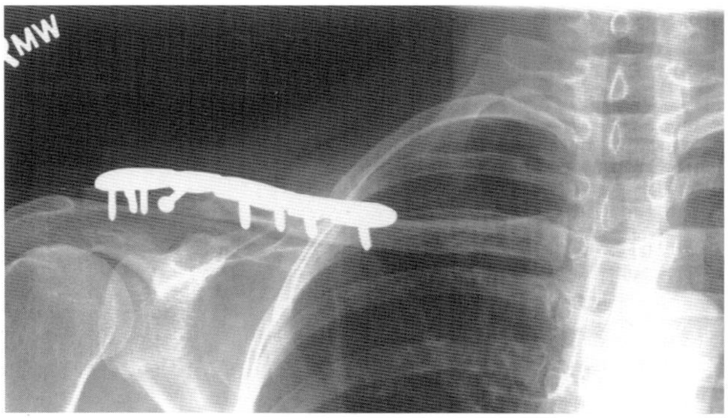

그림 3.19 먼쪽 빗장뼈 골절을 판과 나사로 내부 고정한 모습.

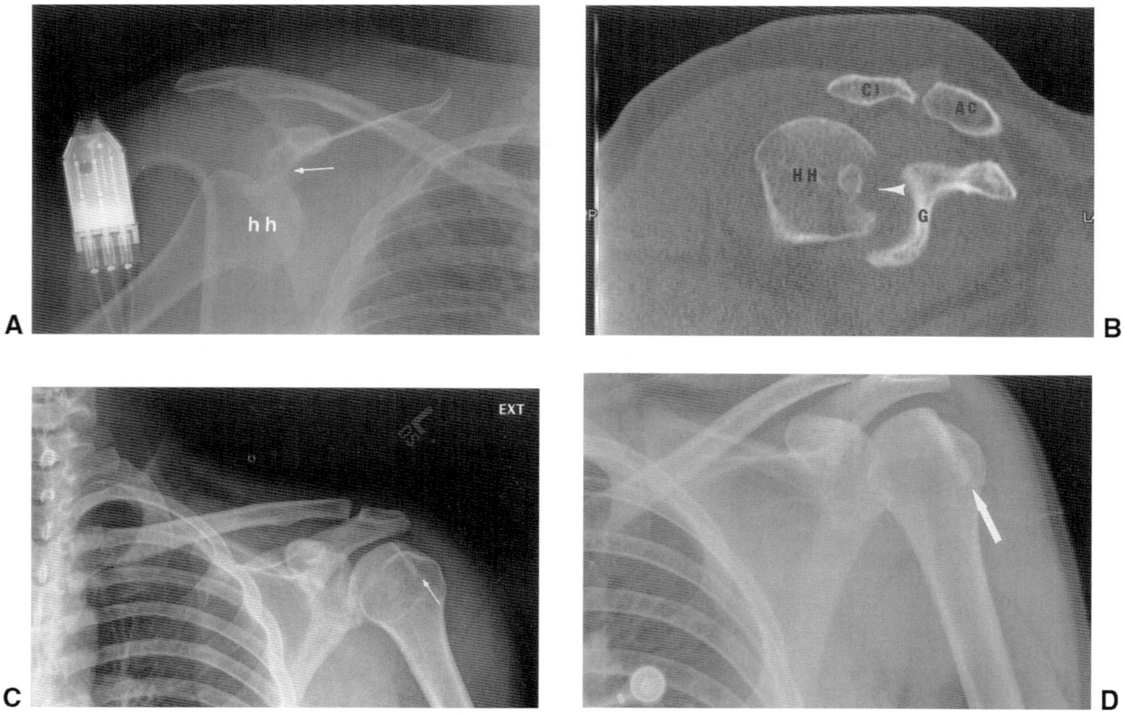

그림 3.20 **A.** 위팔뼈 앞쪽 탈구의 이마면 방사선 사진. 위팔뼈머리(hh)가 관절오목의 앞쪽 가장자리 (화살표) 에 영향을 준다. **B.** 같은 환자에게서 찍은 가로면 CT. 힐-삭스 결손 (화살표 머리)를 잘 보여준다. CI는 먼쪽 빗장뼈, AC는 어깨뼈의 봉우리돌기, hh는 위팔뼈머리, G는 관절오목 가장자리를 나타낸다. 다른 두 사람의 정복 이후의 방사선 사진(**C**,**D**). 각각 좁은 수직 가장자리 (좁은 화살표) (**C**)와 넓은 수직 가장자리 (넓은 화살표) (**D**)를 보이는 오래된 힐-삭스 골절 결함의 치료 후 모습을 보여준다.

제 4 장 팔꿈치, 손목, 손 / Elbow, Wrist, and Hand

팔꿈치 / Elbow

방사선 검진과 정상 해부학

Radiographic Examination and Normal Anatomy

보편적인 팔꿈치 방사선 검진은 AP (앞뒤), 측면, 및 안쪽돌림된 사선 촬영으로 구성된다. 팔꿈치의 AP 검진(그림 4.1A)은 완전히 팔꿈치를 뻗고 팔꿉관절에 중앙 X-선 빔을 집중했을 때 얻을 수 있다. 팔꿉관절은 몸쪽에서는 먼쪽 위팔뼈, 먼쪽에서는 자뼈와 노뼈머리 사이에 존재하는 공간으로 정의된다. 안쪽돌림된 팔꿈치의 사선 촬영(그림 4.1B)은 완전히 팔꿈치를 뻗고 팔 전체가 어깨를 안쪽돌림할 때 일어난다. 본 촬영의 목적은 노뼈머리를 자뼈 밖으로 돌림시켜 노뼈머리와 노뼈목의 보다 선명한 영상을 얻는 것이다. 팔꿈치의 측면 검사 (그림 4.1C)는 환자가 앉아서 X-선 책상에 기대어 위팔뼈와 아래팔이 책상 위에 수평으로 놓일 때 얻을 수 있다. 팔꿈치는 90° 로 굽힘되어야 하고, 아래팔은 가쪽돌림되어 엄지가 위쪽을 향해야 한다. 모든 촬영에서 자뼈의 팔꿈치머리돌기와 갈고리돌기는 위팔뼈 도르래와 관절을 이루고, 노뼈머리는 위팔뼈의 작은머리와 관절을 이룬다(그림 4.2).

4번째 사진인 노뼈머리 사진(그림 4.1D)은 많이 의뢰되는 편이 아니지만 매우 유용한 편인데, 그 이유는 노뼈머리와 노뼈목이 자뼈 몸쪽과 중첩되지 않기 때문이다. 노뼈머리 사진은 노뼈머리와 노뼈목의 선명한 모습을 보여준다.

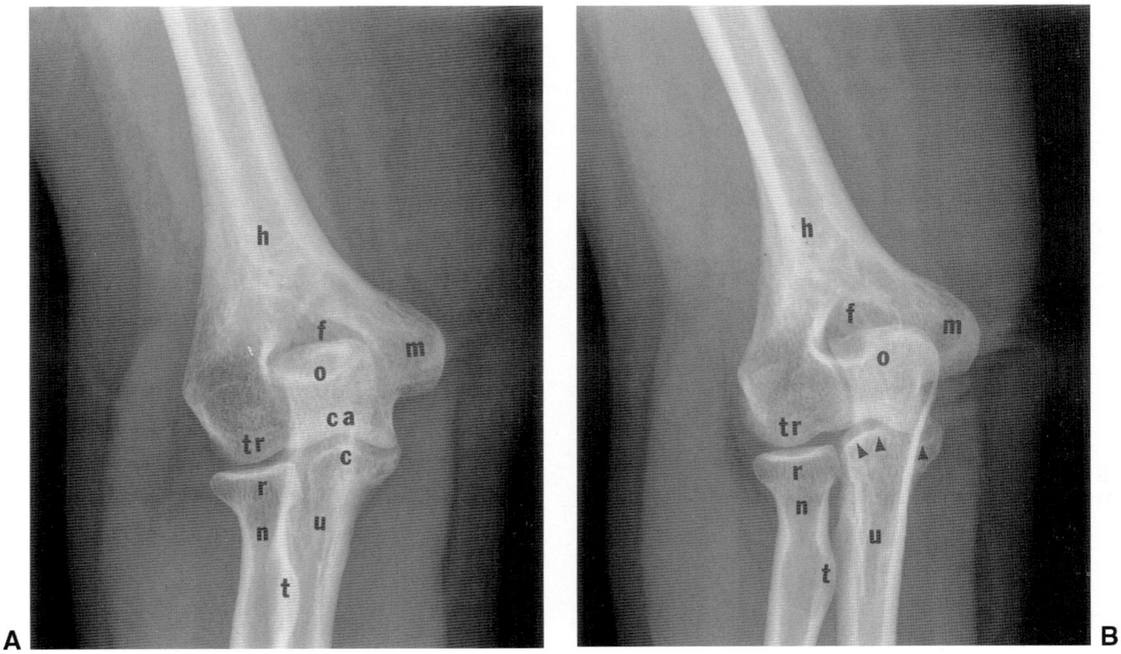

그림 4.1 정상 성인의 오른쪽 팔꿈치. (A) 앞뒤 영상으로서 r은 노뼈머리, n은 노뼈목, t는 노뼈결절, u는 자뼈, c는 자뼈 붓돌기, o는 자뼈의 팔꿈치머리돌기, h는 위팔뼈, m은 안쪽위관절융기, f는 위팔뼈 팔꿈치머리오목, ca는 위팔뼈 작은머리, tr은 위팔뼈 도르래를 의미한다. (B) 안쪽돌림된 정상 성인의 오른쪽 팔꿈치 사선 방사선 사진. r은 노뼈머리, n은 노뼈목, t는 노뼈결절, u는 자뼈 (화살표), c는 자뼈 붓돌기, o는 자뼈의 팔꿈치머리돌기, h는 위팔뼈, m은 위팔뼈 안쪽관절융기, f는 위팔뼈의 팔꿈치머리돌기, tr은 위팔뼈 도르래를 의미한다.

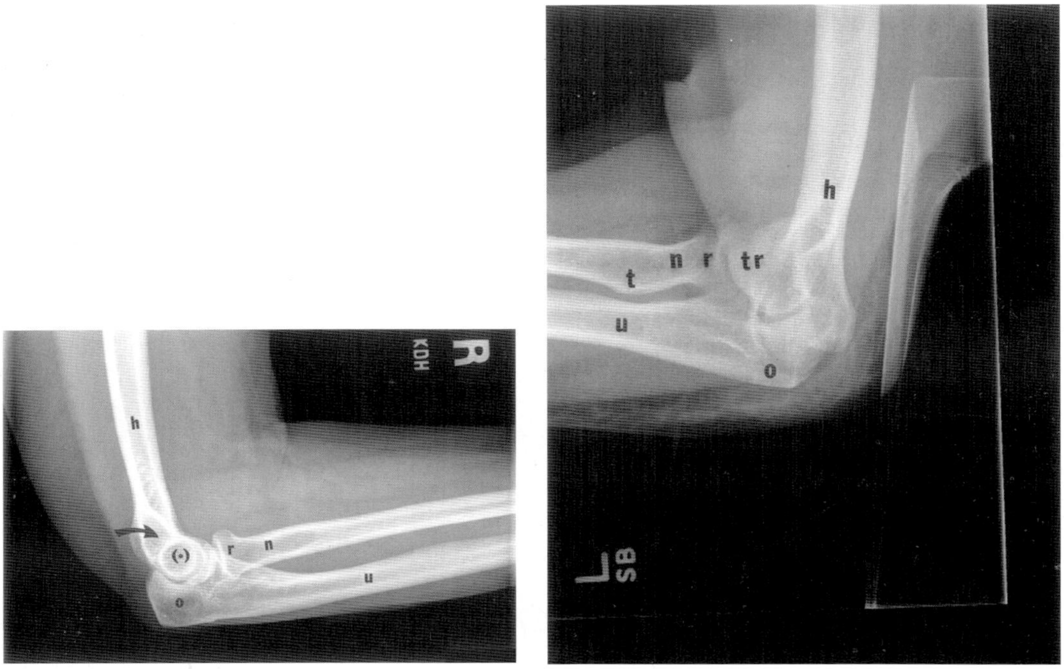

C

D

그림 4.1 *(계속)* **C.** 정상적인 어른의 오른쪽 팔꿈치를 측면 촬영을 통해 촬영한 방사선 사진. r은 노뼈머리, n은 노뼈목, u는 자뼈, o 는 자뼈의 팔꿈치머리돌기, 별표는 겹쳐진 먼쪽 위팔뼈의 작은머리와 도르래, 곡선 화살표는 먼쪽 위팔뼈의 팔꿈치머리오목, h는 위팔뼈를 가리킨다. **D.** 정상적인 어른의 오른쪽 팔꿈치 노뼈머리 사진. r은 노뼈머리, n은 노뼈목, t는 노뼈 결절, u는 자뼈, o 는 자뼈의 팔꿈치머리돌기, h는 위팔뼈, r은 위팔뼈 도르래를 가리킨다. 이 촬영에서 위팔뼈 작은머리는 팔꿈치의 다른 신체 요소와 겹쳐져서 흐릿하게 나온다.

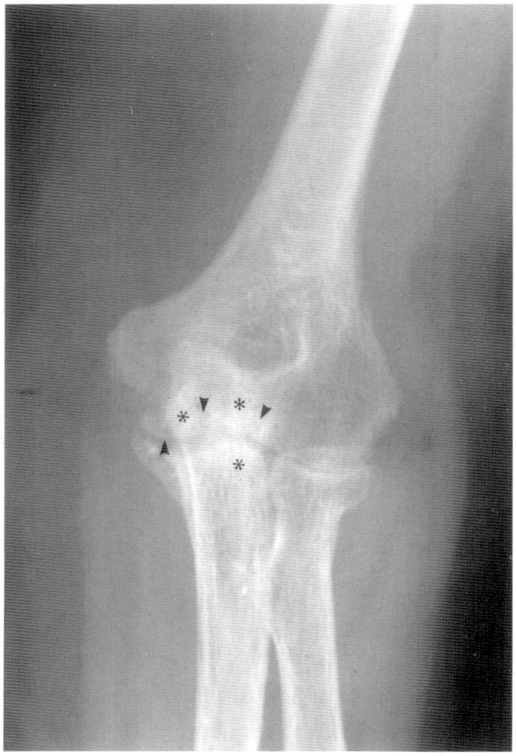

A

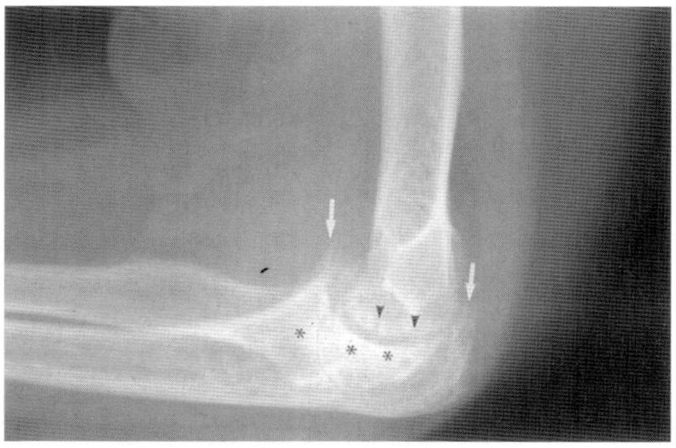

B

그림 4.2 왼쪽 팔꿈치에 있는 중등도 수준의 국소 뼈관절염. AP 촬영(**A**)을 통해 반응성 경화증 (별표), 겉질부식 및 겉질밑 치구낭포 (detritus cyst, 화살표 머리) 등의 특징을 가진 자뼈 갈고리돌기와 위팔뼈 도르래의 중등도 비퇴행성 변화를 볼 수 있다. 측면 촬영(**B**)에서도 갈고리돌기와 팔꿈치머리돌기 사이의 경계선이 없어짐으로써 발생하는 뼈가시 (화살표)와 유사한 변화를 볼 수 있다.

병리

Pathology

퇴행성 질환 / DEGENERATIVE DISEASE

다른 관절에서 설명했듯이, 팔꿈치 뼈관절염의 징후로는 뼈가시 형성, 인접한 부위의 반응성 경화증, 관절 공간의 축소, 겉질 부식과 겉질밑 치구낭포(detritus cyst) 등이 있다. 그림 4.2는 왼쪽 팔꿈치의 중등도 퇴행성 질환을 보여주고 있다.

대사 질환 / METABOLIC DISEASE

다행히도, 팔꿈치에서는 대사 질환이 가끔 혹은 거의 드물게 발생한다. 그림 4.3은 이러한 대사 질환의 하나인 뼈연골증(관절 공간 안의 유리체)을 보여주고 있다.

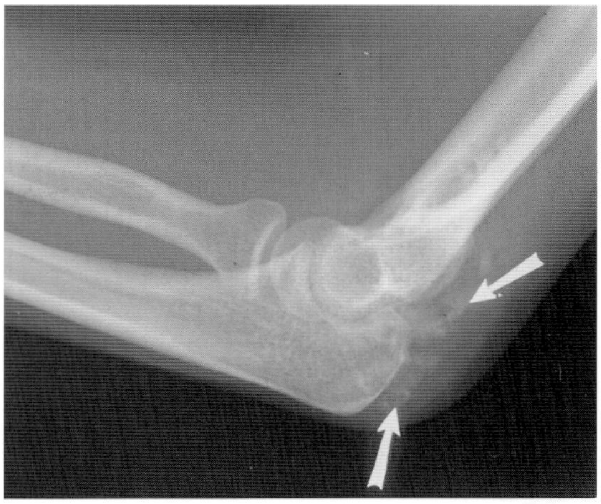

그림 4.3 뼈연골증 (관절공간 안의 유리체). 팔꿈치의 측면 사진을 통해 다수의 투명한 유리체 (화살표)가 팔꿈치 관절 공간의 뒤쪽에 존재하는 것을 볼 수 있다.

외상과 수술 이후의 변화

Posttraumatic and Postoperative Changes

팔꿈치를 포함한 관절의 다양한 손상을 기술하는 용어들로서, 부분 탈구(아탈구)과 탈구가 있다. 부분 탈구는 관절의 부분 파손을 의미하는 것으로서, 유럽의 "luxation"에서 유래되었으며, 영어의 "dislocation" 와 같은 의미를 지닌다. 즉, 부분 탈구는 완전한 탈구(luxation)보다 정도가 약한 탈구를 의미한다. 그림 4.4는 팔꿈치의 뒤가쪽에서 발생한 부분 탈구를 보여준다.

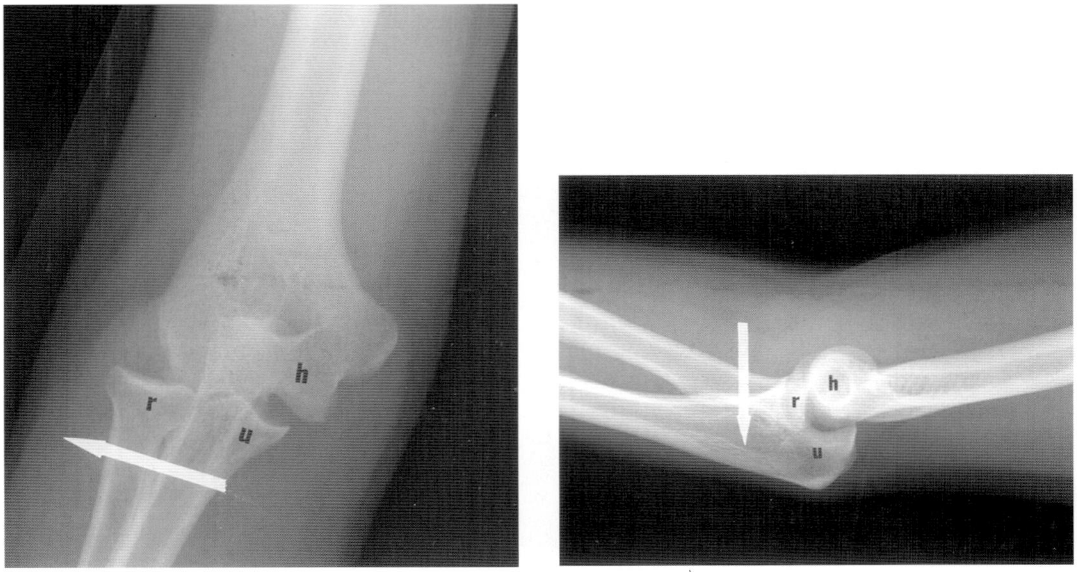

A B

그림 4.4 오른쪽 팔꿈치의 불완전 탈구. 이마면 촬영(A)을 통해 위팔뼈 먼쪽에 대해 노뼈와 자뼈의 부분 탈구를 볼 수 있다. 측면 촬영(B)을 통해, 위팔뼈 먼쪽에 대해 노뼈와 자뼈의 부분 뒤쪽 탈구(큰 화살표)를 볼 수 있다.

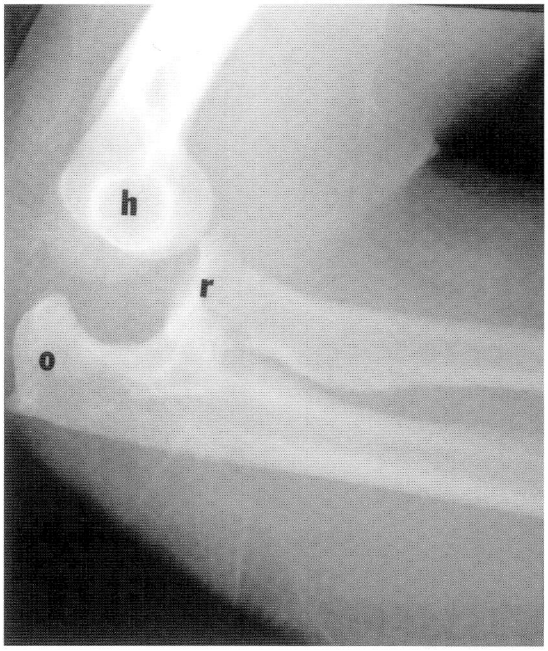

A

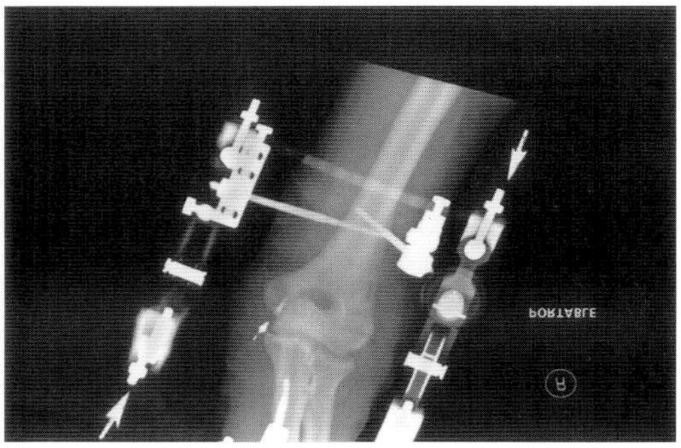

B

그림 4.5 탈구된 오른쪽 팔꿈치. 측면 방사선 사진(A)은 위팔뼈 먼쪽(h)에 대해 노뼈머리(r)와 자뼈의 팔꿈치머리돌기(o)가 등쪽과 먼쪽으로 탈구된 모습을 보여주고 있다. 수술 후의 팔꿈치 이마면 사진(B)는 위팔뼈 안쪽관절융기에 위치한 연부조직 앵커(작은 화살표)와 팔꿈치를 고정시키기 위해 사용된 외적 고정장치(큰 화살표)를 보여준다.

"탈구"는 관절의 완전한 파손을 의미한다. 팔꿈치에서 가장 보편적으로 일어나는 탈구는 노뼈와 자뼈가 위팔뼈 먼쪽의 뒤쪽으로 변위되는 것이다(그림 4.5A). 정형외과적 팔꿉관절의 손상 관리는 정형외과의사의 의견과 영상 소견에 따라 달라진다. 그림 4.5의 환자 경우, 의사는 인대의 박리골절(힘줄이나 인대가 뼈에서 떨어지는)을 인식하고 연부조직 앵커를 사용하여 다시 고정시켰다. 그 다음, 그림 4.5B의 외적 고정장치를 이용하여 팔꿈치를 고정시켰다.

떨어져 나간 골절 파편의 크기에 따라, 1개(그림 4.6) 혹은 여러 개(그림 4.7)의 나사를 이용해 내적으로 고정한다. 나사를 적용하는 절차를 "개방 정복과 내적 고정(ORIF)"이라고 한다.

위팔뼈 팔꿈치머리돌기의 단독 골절은 낙상할 때 팔꿈치가 딱딱한 지면에 충돌해서 일어나는 흔한 손상이다. 골절선은 보통 팔꿈치머리돌기의 긴축에 대해 수직 방향을 일어난다. 또한 팔꿈치

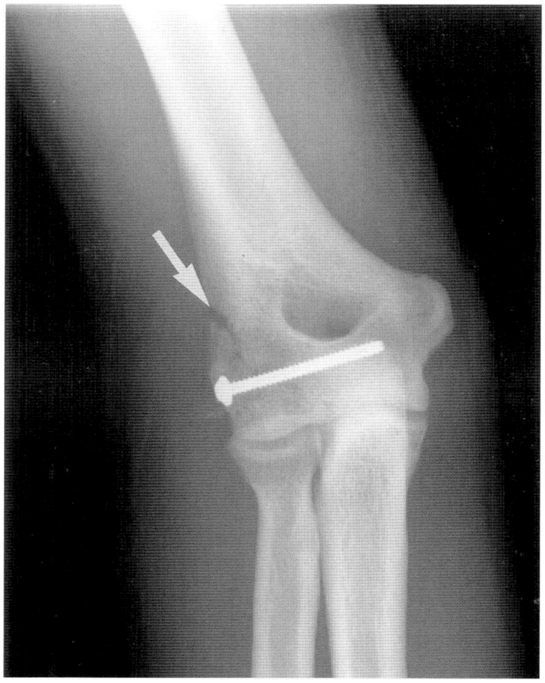

그림 4.6 수술 후 오른쪽 팔꿈치를 촬영한 이마면 사진은 위팔뼈 먼쪽의 가쪽 뼈 조각을 해부학적 자세로 1개의 나사로 내적 고정한 모습을 보여주고 있다.

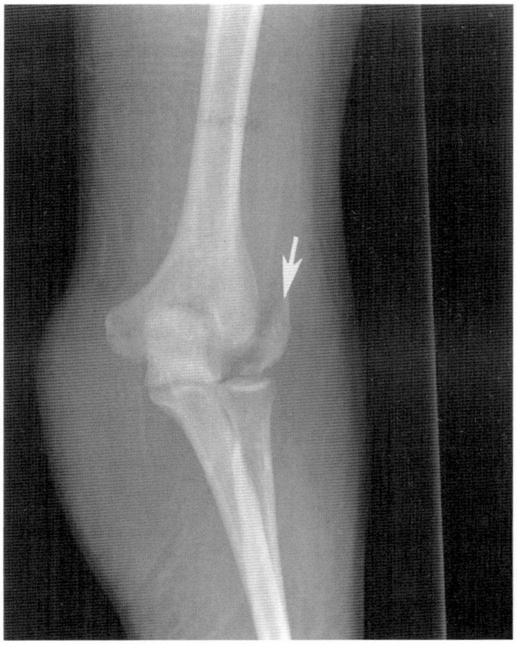

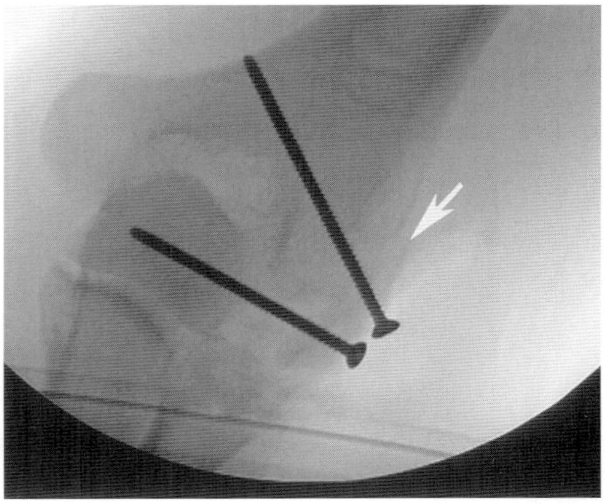

그림 4.7 (A)는 위팔뼈 도르래의 노쪽이 골절된 팔꿈치의 방사선 사진. **(B)**는 동일 팔꿈치를 두 개의 나사로 파편(화살표)에 ORIF 시술을 한 후, 촬영한 이마면 사진이다.

머리돌기 골절은 자뼈의 몸쪽 끝단에서부터 골절선을 가로지는 유연한 플랫과 나사에 의해 내적 고정될 수 있다(그림 4.8). 그림 4.9는 비슷하지만 다른 방법의 팔꿈치머리돌기 골절을 내적으로 고정하였다. 이 환자는 안쪽관절융기골절을 가지고 있고, 3개의 나사로 내적 고정되었다.

그림 4.10A의 환자는 노뼈목의 완전한 골절을 가지고 있고, 또 노뼈목과 노뼈머리가 등쪽으로 탈구되었고, 자뼈 몸쪽이 분쇄골절되었다. 그림 4.10B와 그림 4.10C는 노뼈머리와 노뼈목 대신에 노뼈머리 보철(인공관절)로 대체되었고, 유연한 플랫과 나사로 자뼈 조각을 고정하고 있다.

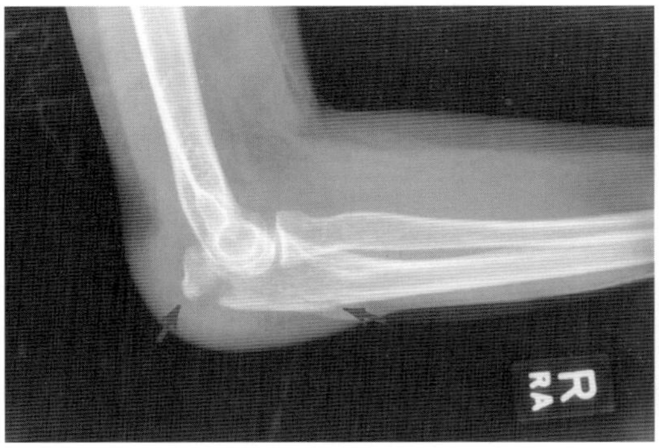

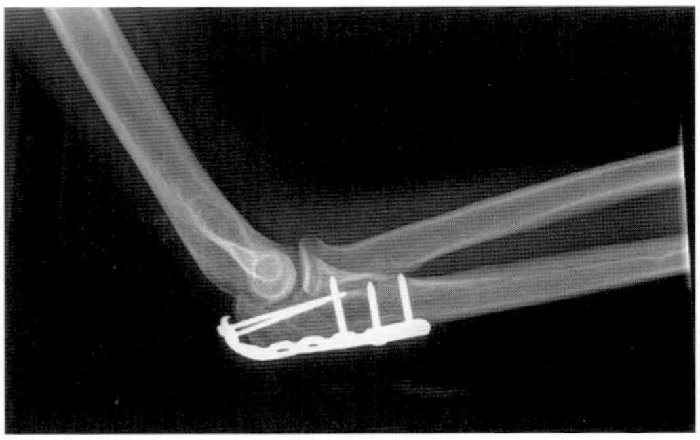

그림 4.8 A. 팔꿈치머리돌기가 여러 조각으로 분쇄된 골절 (화살표)을 보여주는 성인 팔꿈치의 측면 방사선 사진. **B.** 유연한 플랫과 소수의 나사를 이용하여 ORIF 시술을 한 후, 촬영한 동일 팔꿈치의 측면 방사선 사진.

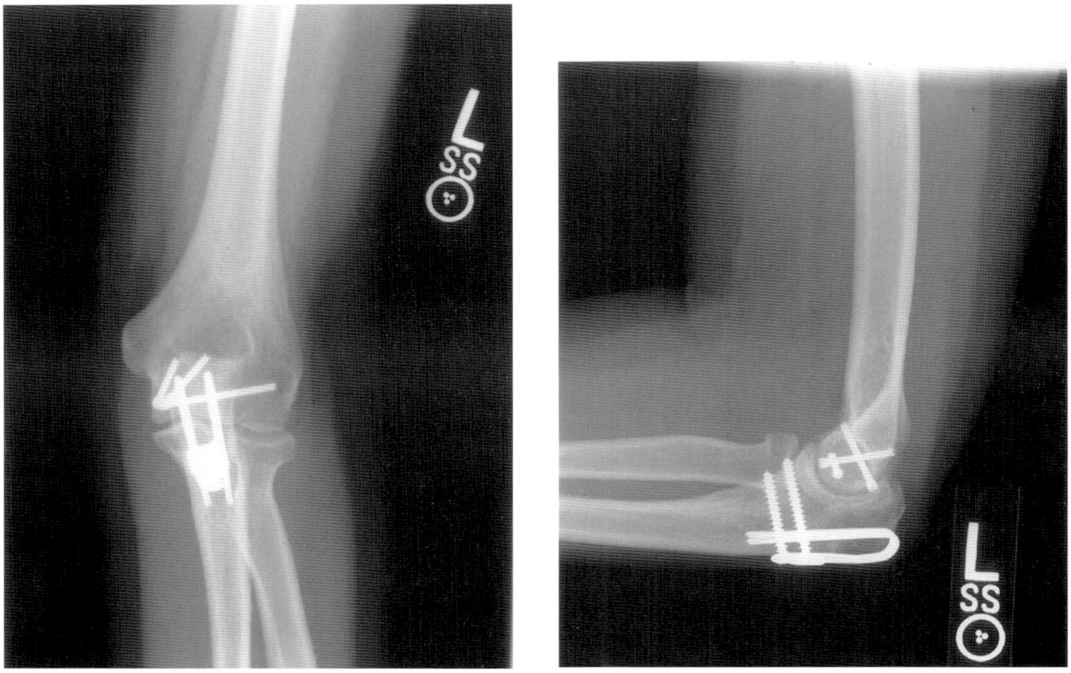

그림 4.9 다른 종류의 장치와 두 개의 나사로 고정된 자뼈의 팔꿈치머리돌기 골절을 촬영한 이마면 방사선 사진(A)과 측면 방사선 사진(B). 먼쪽 위팔뼈의 안쪽관절융기 골절이 3개의 나사로 고정되었다.

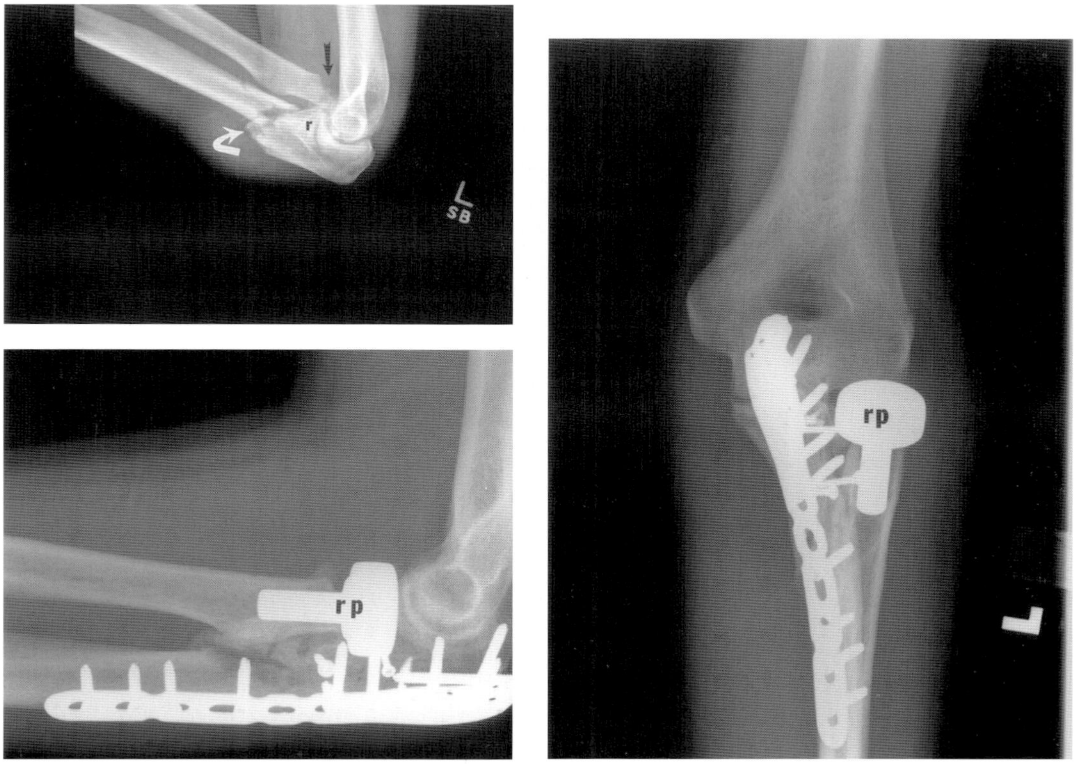

그림 4.10 A. 수술에 들어가기 전에 촬영한 성인 팔꿈치의 측면 방사선 사진. 노뼈목 (화살표)의 완전한 가로골절과 노뼈머리(r)의 등쪽 탈구. 몸쪽 자뼈 (곡선 화살표)의 분쇄되고 변위된 골절을 볼 수 있다. 수술 후의 이마면 사진 (B)과 측면 사진 (C)은 노뼈머리 파편이 노뼈머리 보철(rp)로 교체되고, 자뼈의 파편이 유연한 플랫과 나사로 내적 고정되었다.

손목 / Wrist

방사선 검진과 정상 해부학

Radiographic Examination and Normal Anatomy

손목의 방사선 검진은 손의 검진과 함께 시행되며, AP(이마면) 촬영, 측면 촬영 및 사선 촬영(그림 4.11)으로 구성된다. 환자가 손배뼈골절의 증상과 일치하는 노뼈 붓돌기의 바로 먼쪽에 외상후 통증이나 압통을 가지면, 특별한 손배뼈 촬영이 의뢰된다. 이 촬영은 이마면 촬영 자세를 취했을 때 얻을 수 있지만, 손목을 자쪽치우침한다. 중앙 빔을 손배뼈의 중앙 지점에 투사하고, 팔꿈치 쪽으로 10° 손목을 꺾는다. 이런 자세를 취해야만이 손배뼈 전체를 볼 수 있다(그림 4.11D).

손목뼈는 몸쪽열과 먼쪽열로 배열되어 있다. 몸쪽열(노뼈와 자뼈의 먼쪽과 관절을 이루는)의 손목뼈들은 가쪽에서 안쪽으로 손배뼈, 반달뼈, 세모뼈 및 콩알뼈의 순으로 되어 있다. 손목뼈의 먼쪽열은 손허리뼈들과 관절을 이루고, 큰마름뼈(엄지와 만나는), 작은마름뼈, 알머리뼈와 갈고리뼈로 구성되어 있다. 갈고리뼈는 손바닥쪽으로 튀어나와 있는 독특한 돌기를 가지고 있다. 손목뼈는 그림 4.11에서 볼 수 있다.

병리

Pathology

퇴행성 질환 / DEGENERATIVE DISEASE

손목의 뼈관절염은 약하게 국소적으로 발생하고(그림 4.12), 그림 4.13의 1번 손허리뼈 부분탈구와 같은 합병증과 연관된다. 뼈관절염이 확산 형태로 나타나면 대개 손목의 뼈관절염은 손목뼈와 손허리뼈의 탈구(그림 4.14)나 변형과 관련된다.

앞에서 설명했듯이, 다른 관절과 마찬가지로,

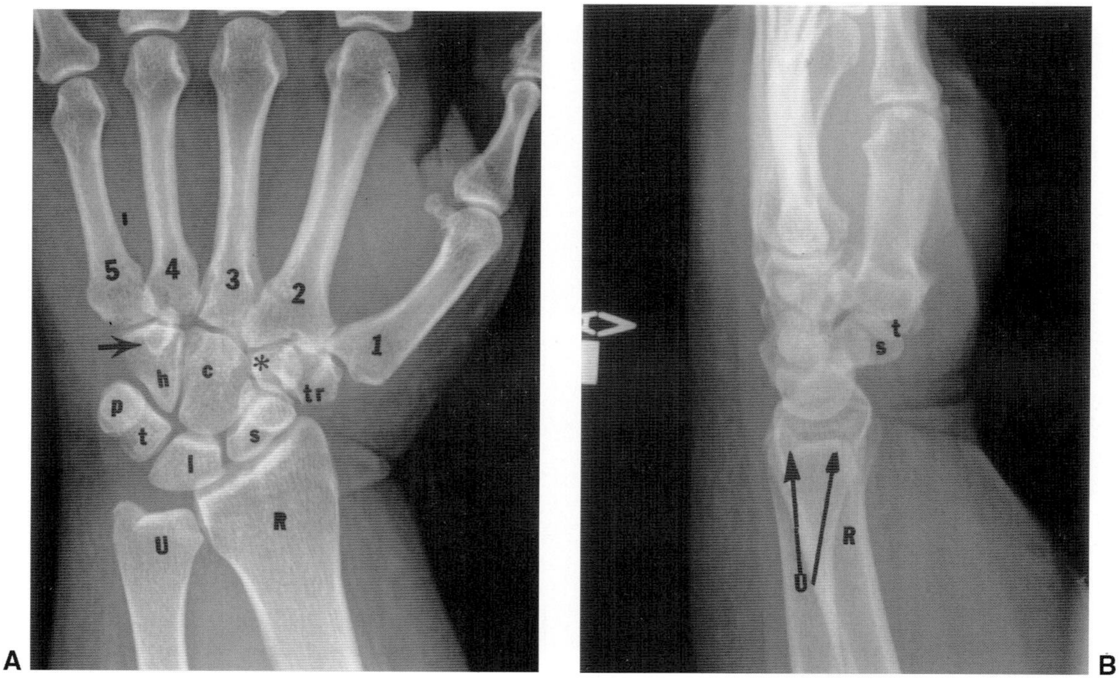

그림 4.11 이마면 촬영 (A)에서 노뼈는 (R), 자뼈는 (U)로 표시된다. 손허리뼈는 1에서 5까지 숫자로 매겨지며, (1)은 엄지 손허리뼈, (2) 는 집게손가락, (3) 은 가운데손가락, (4) 는 반지손가락, (5) 새끼손가락의 손허리뼈를 가리킨다. 측면 방사선 사진 (B)에서 줄기달린 화살표는 자뼈의 먼쪽 끝단을 가리키며, R은 노뼈, s는 손배뼈, t는 큰마름뼈를 의미한다.

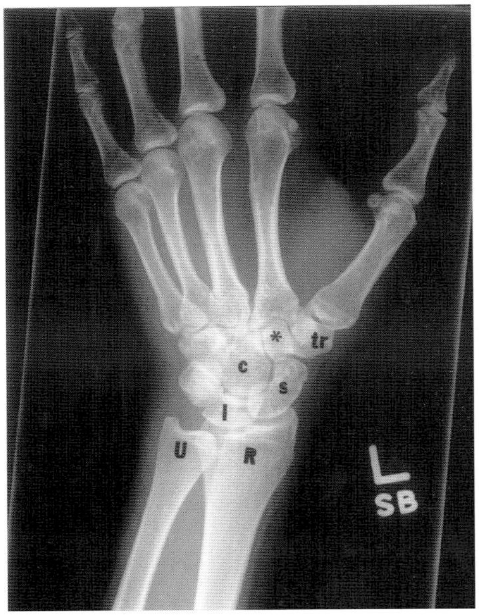

C

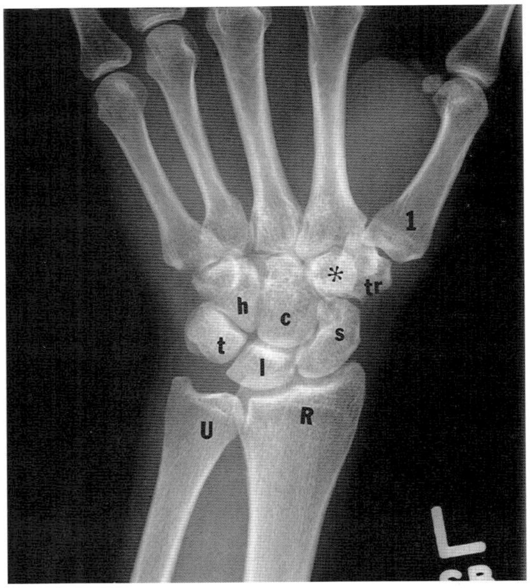

D

그림 4.11 *(계속)* C. 사선 촬영, D. 손배뼈.

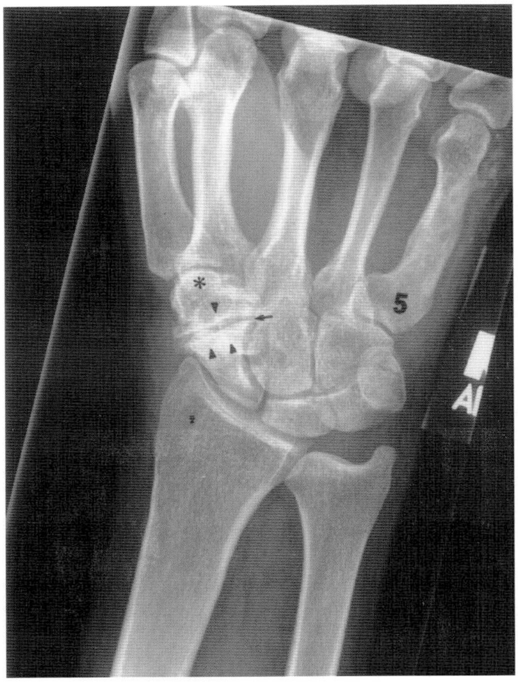

그림 4.12 가벼운 손배큰마름관절의 퇴행성 질환을 보여 주는 사진으로서, 관절 공간의 축소 (화살표)와 반응성 경화증 (화살표 머리)이 보여진다. 매우 작은 퇴행성 변화가 큰마름뼈의 먼쪽 부위에 나타나고 있다. 큰마름뼈와 1번 손허리뼈 사이의 공간과 손허리뼈바닥은 정상이다. 이런 변화로 증상이 일어나지 않는다. 옛날에 치료되었던 골절로, 5번 손허리뼈몸통이 비틀려 있다.

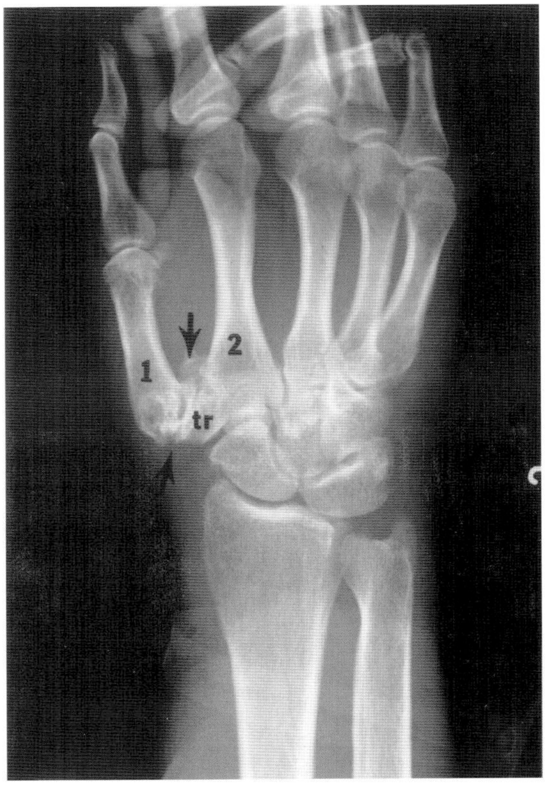

그림 4.13 심한 퇴행성 관절질환. 1번 손목손허리관절 (화살표)에 반응성 경화증이 존재하고, 관절 공간이 심하게 축소되어 있다. 첫 번째 손허리뼈 (1)의 바닥은 큰마름뼈 (tr)에 대해 몸쪽으로 부분 탈구되어 있다. 1번과 2번 손허리뼈바닥 사이의 공간에 큰 뼈가시가 형성되어 있다.

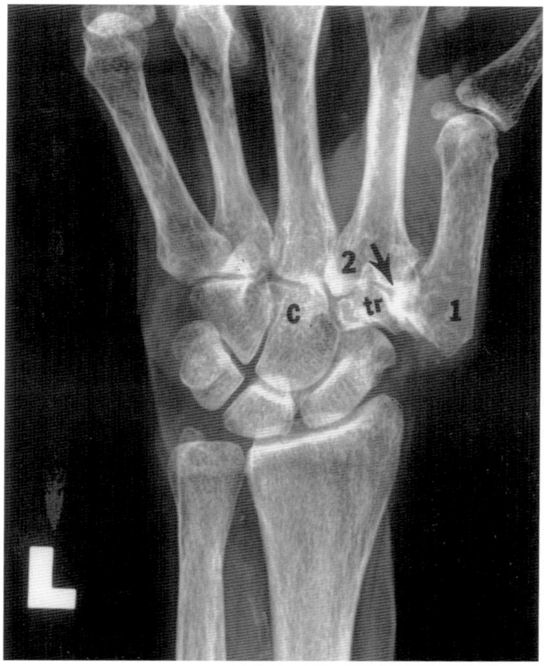

그림 4.14 탈구로 인한 퇴행성 관절질환. 큰마름뼈와 1번 손허리뼈 사이의 관절공간이 완전히 사라졌고 (화살표), 심각한 수준의 반응성 경화증이 발생했다. 1번 손허리뼈바닥은 큰마름뼈에 대해 탈구되어 있다. 알머리뼈 (c)와 2번 손허리뼈의 자쪽면 사이에 다소 덜 심각한 퇴행성 질환이 존재한다.

손목의 뼈관절염도 반응성 경화증, 관절 공간의 축소, 뼈가시의 형성 등의 특징을 가진다. 상태가 악화되면 겉질 부식이나 치구낭포가 발생할 수도 있다.

대사 질환 / METABOLIC DISEASE

연골석회증("가상 통풍", 피로인산염 칼슘 퇴적 질환, CPPD)은 피로인산염 칼슘 결정이 관절의 유리연골에 퇴적하여 발생하는 질환이다. 손목뿐만 아니라 두덩결합과 팔꿈치와 같은 부위에서도 자주 발생한다. 임상적으로, 연골석회증은 증상이 전혀 없거나, 특정한 부위에 통증을 야기시킨다. 방사선 사진으로 볼 때, CPPD는 관절 공간 내부에서 가늘고 희미하여 불규칙적인 얼룩과 같은 밀도의 물체(석회)로 나타나는 특징을 가진다. 손목의 CPPD 노뼈과 자뼈의 먼쪽과 손목뼈 몸쪽열 사이의 관절 공간에서 발생한다(그림 4.15). 가끔 CPPD는 그림 4.15B에서처럼 미미하고 작은 "부서져 내린" 듯한 번쩍이는 결손들로 나타날 수 있다. 이는 통풍성 관절염 징조로 본다.

통풍은 여러 가지 원인으로 발생하는 선천성 대사질환으로서 유전이나 요산결정의 퇴적물이 관절연골에 퇴적하여 발생한다. 방사선 사진으로 볼 때, 통풍은 윤곽이 뚜렷한 겉질 가장자리에서 "부서져 내린" 듯한 모양의 병변을 보인다(그림 4.16). 통풍은 일반적으로 1번 발허리발가락관절에서 가장 많이 발생하고, 그 다음으로 손목뼈와 손목허리뼈에서 발생한다. 통풍이 방사선 사진으로 확인 가능하려면, 4–6년 정도의 시간이 필요하고, 그 시간 안에 성공적으로 치료되기 때문에 통풍의 방사선 징후는 거의 보기 어렵다.

외상과 수술 이후의 변화

Posttraumatic and Postoperative Changes

노뼈 먼쪽의 골절, 탈구, 부분 탈구는 신체에서 가장 흔한 뼈 손상 중의 하나이다. 노뼈 먼쪽 골절은 일반적을 손목을 안쪽돌림하거나 가쪽돌림한 채로 팔을 뻗어 넘어졌을 때 발생한다. 노뼈 먼쪽 골절에 대한 자세한 내용은 본 교재의 범위를 벗어난다. 노뼈/자뼈의 먼쪽 골절 치료는 비관혈적 정복법, 부목장착 혹은 석고붕대고정에서부터 다양한 플랫과 나사를 이용한 ORIF까지 다양하게 이루어진다. 그림 4.17은 노뼈와 자뼈의 먼쪽에서 분쇄되고 변위된 골절을 3차원으로 보여주고 있다. 플랫과 나사로 노뼈 먼쪽을 고정했으며, 사이드 플랫과 나사로 자뼈 골절을 고정했다.

손배뼈는 가장 흔하게 골절되는 손목뼈이다. 손배뼈 골절은 보통 내적 고정으로 치료되지 않는다. 그러나 만약 내적 고정의 치료에 적합하다고 판단될 때는, 허버트 나사(그림 4.18)가 가장 보편적으로 사용된다. 허버트 나사를 삽입함으로

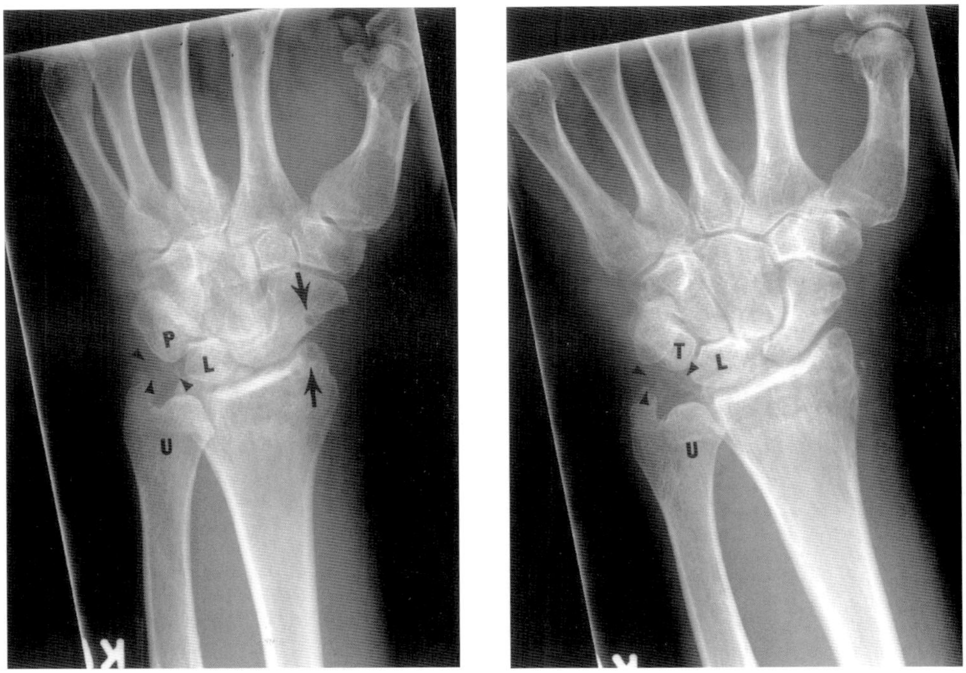

A B

그림 4.15 피로인산염 칼슘 퇴적 질병(CPPD). 이마면 촬영 (A)에서, 희미한 석회화 (화살표 머리)가 자뼈의 먼쪽과 작은마름뼈 (tr), 반달뼈 (l) 사이의 섬유연골에서 발생한다 (B). 또한 사선 사진으로 볼 때도 자뼈 (U), 반달뼈 (l), 콩알뼈 (P) 사이의 섬유연골에서 CPPD가 발생한다. 사선 촬영에서 알머리뼈는 작은마름뼈 바깥에서 촬영된다. 노뼈 붓돌기와 손배뼈에 있는 투명선 (화살표)는 CPPD의 징후이거나 통풍성 관절염으로 해석된다.

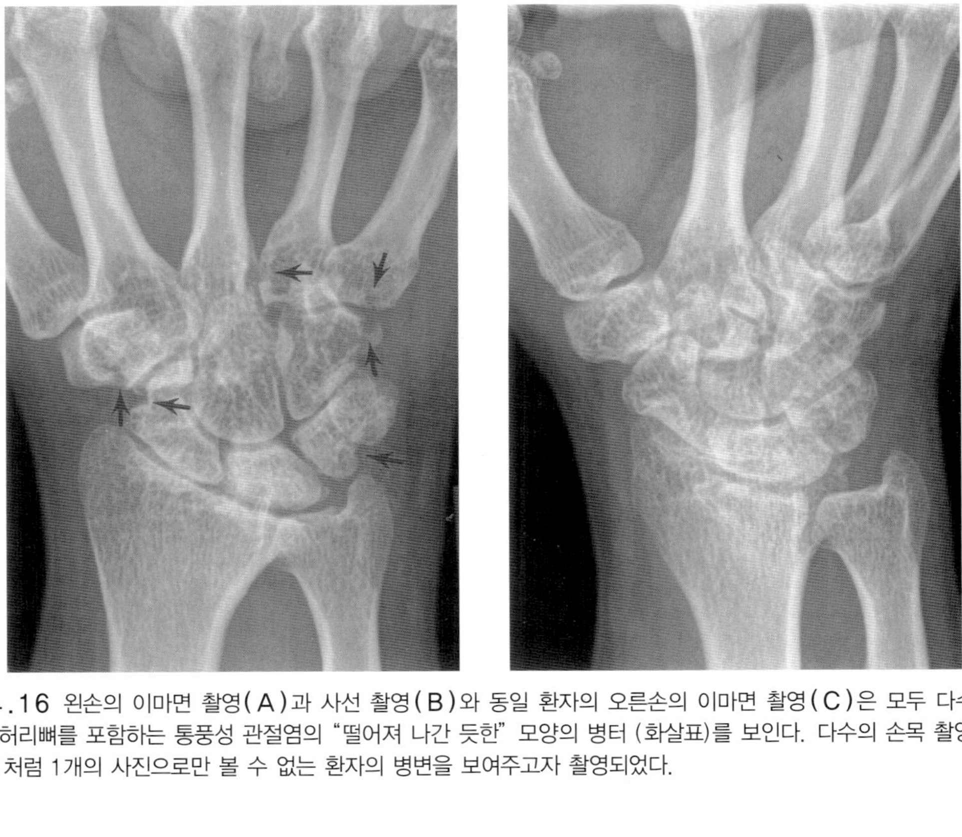

A B

그림 4.16 왼손의 이마면 촬영(A)과 사선 촬영(B)와 동일 환자의 오른손의 이마면 촬영(C)은 모두 다수의 손목뼈와 손허리뼈를 포함하는 통풍성 관절염의 "떨어져 나간 듯한" 모양의 병터 (화살표)를 보인다. 다수의 손목 촬영은 (A)와 (B)처럼 1개의 사진으로만 볼 수 없는 환자의 병변을 보여주고자 촬영되었다.

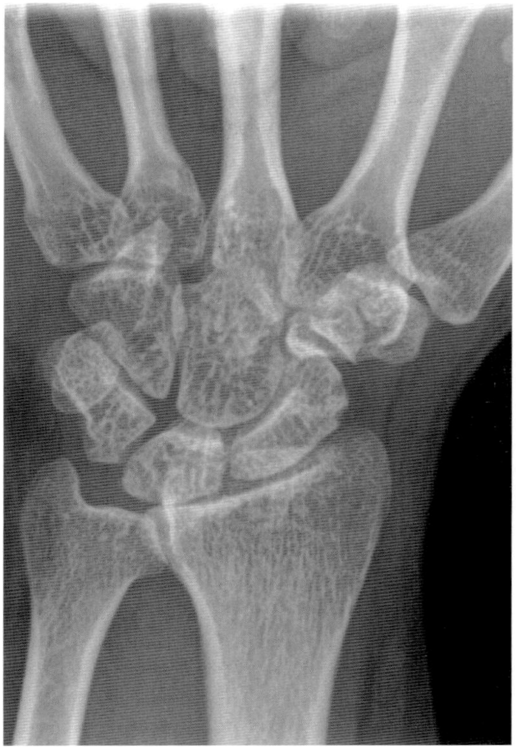

C

그림 4.16 *(계속)*

써 손배뼈 골절을 단단히 고정하여 빠른 시일 내에 손목을 움직일 수 있도록 하고, 이것은 곧 회복 속도를 촉진시킨다.

세모뼈의 단독 골절(그림 4.19)은 흔하지 않지만 손목의 측면 방사선 사진을 촬영했을 때, 골절 조각이 다른 손목뼈의 뒤쪽에서 보이는 유일한 손목뼈 조각이라는 고유한 특징을 가지고 있다(그림 4.19B).

손 / hand

방사선 검진과 정상 해부학

Radiographic Examination and Normal Anatomy

일반적인 손의 방사선 검진은 이마면 촬영(A), 측면 촬영(B), 그리고 사선(C) 촬영으로 구성된다. 측면 방사선 사진들을 서로 중첩시키는 손가락의 직각 사진을 얻기 위해서는, 사선 촬영과 측면 촬영 시 손가락을 펼쳐서 촬영해야 한다.

손가락은 1번에서 5번 숫자로 표시된다. 엄지는 1번이고, 새끼손가락은 5번이다. 손목의 먼쪽 열과 관절을 이루는 손의 긴뼈는 손허리뼈이고, 손목손허리관절을 형성한다(그림 4.20A). 손가락에는 14개의 마디뼈들이 있다. 엄지손가락은 2개의 마디뼈만 가지고, 나머지 모든 손가락은 3개의 마디뼈를 가진다. 먼쪽 마디뼈의 먼쪽 에는 불규칙한 "토리(tuft)"가 있으며, 손톱밑살 아래에 위치한다(그림 4.20A).

1번 손허리손가락의 바닥쪽에는 2개의 작은 종자뼈가 존재한다(그림 4.20C).

병리

Pathology

퇴행성 질환 / DEGENERATIVE DISEASE

손의 퇴행성 질환은 1개의 관절(그림 4.21) 혹은 여러 관절(그림 4.22)에서 발생할 수 있다. 손에서 발생하는 퇴행성 질환은 종종 부분 탈구로 인한 관절 변형(그림 4.23)이나 프랑크 변위와 연관이 있다. 이와 반대로, 심하고 확산적인 퇴행성 질환은 방사선 사진 상으로, 손의 모든 관절에서 뚜렷한 좁아짐을 보인다(그림 4.24).

외상과 수술 이후의 변화

Posttraumatic and Postoperative Changes

손의 뼈들은 흔하게 탈구되거나 골절된다. 이런 손상이나 내적 고정 장치의 종류는 본 교재의 범위를 벗어난다. 골절은 강철 핀, 강철 나사, 혹은 판과 나사로 내적으로 고정될 수 있다(그림 4.25). 골절이 치유되면, 애벌뼈가 형성되고 골절선이 사라진다(그림 4.26).

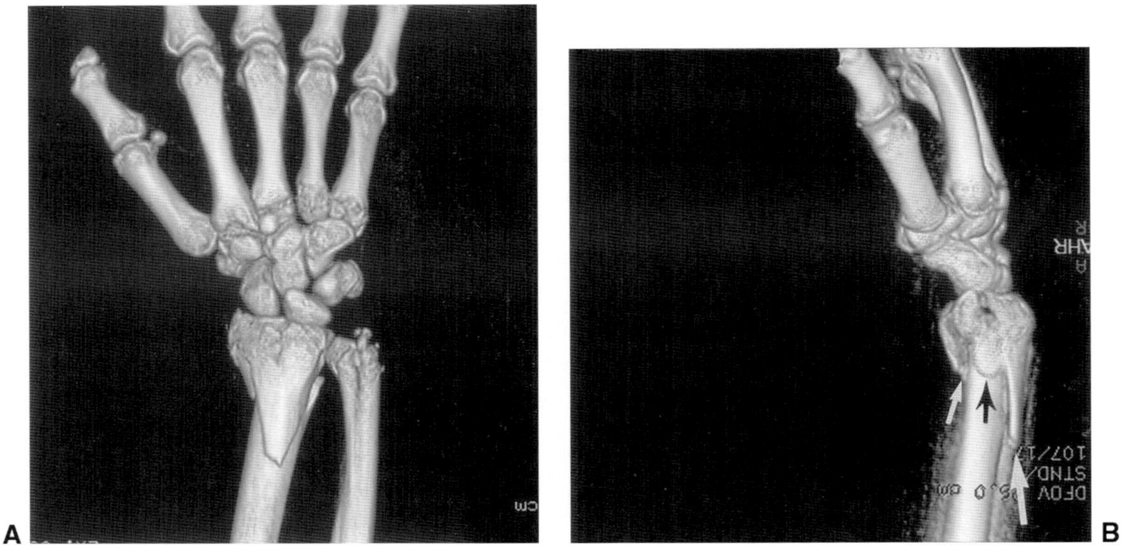

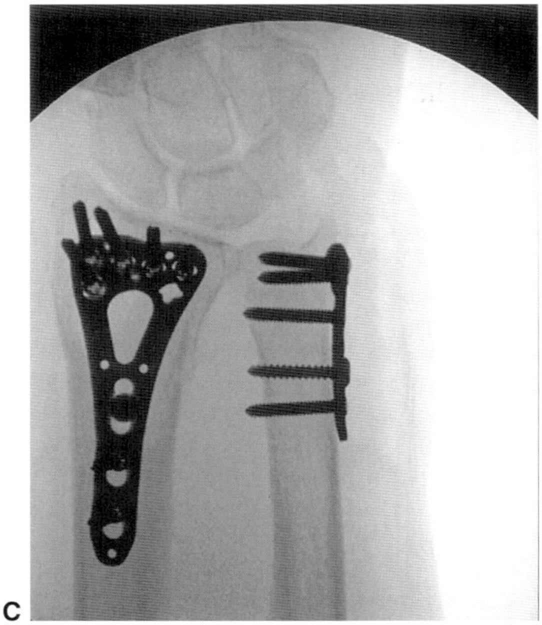

그림 4.17 이마면 촬영 (A)과 측면 (B) 촬영은 노뼈먼쪽(화살표)과 자뼈먼쪽(화살표 머리)의 분쇄되고 변위된 골절의 3차원 재구성 영상이다. 노뼈 골절의 주요 파편은 플랫과 나사로 내적 고정되었으며, 자뼈 조각은 사이드 플랫과 나사 (C)를 이용하여 고정되었다.

손목은 아래팔과 손 사이의 작고 불규칙한 뼈인 손목뼈들로 구성된다. 손목뼈는 몸쪽열과 먼쪽열로 구성된다. 손목뼈의 몸쪽열은 손배뼈(s), 반달뼈(l), 세모뼈(화살표 머리), 알머리뼈(p)로 구성된다.

손목뼈의 먼쪽열은 엄지 손허리뼈와 관절을 이루는 큰마름뼈(tr), 2번 손허리뼈와 관절을 이루는 작은마름뼈(별표), 3번 손허리뼈와 관절을 이루는 알머리뼈, 그리고 4번과 5번 손허리뼈와 관절을 이루는 갈고리뼈(h)로 구성된다. 갈고리뼈는 손목뼈 중에서도 특이한 모양을 띠는데, 바로 손바닥 쪽으로 튀어나와 있는 혹(화살표)을 가지고 있다.

손목의 측면 방사선 사진(B)에서, (R)은 노뼈,

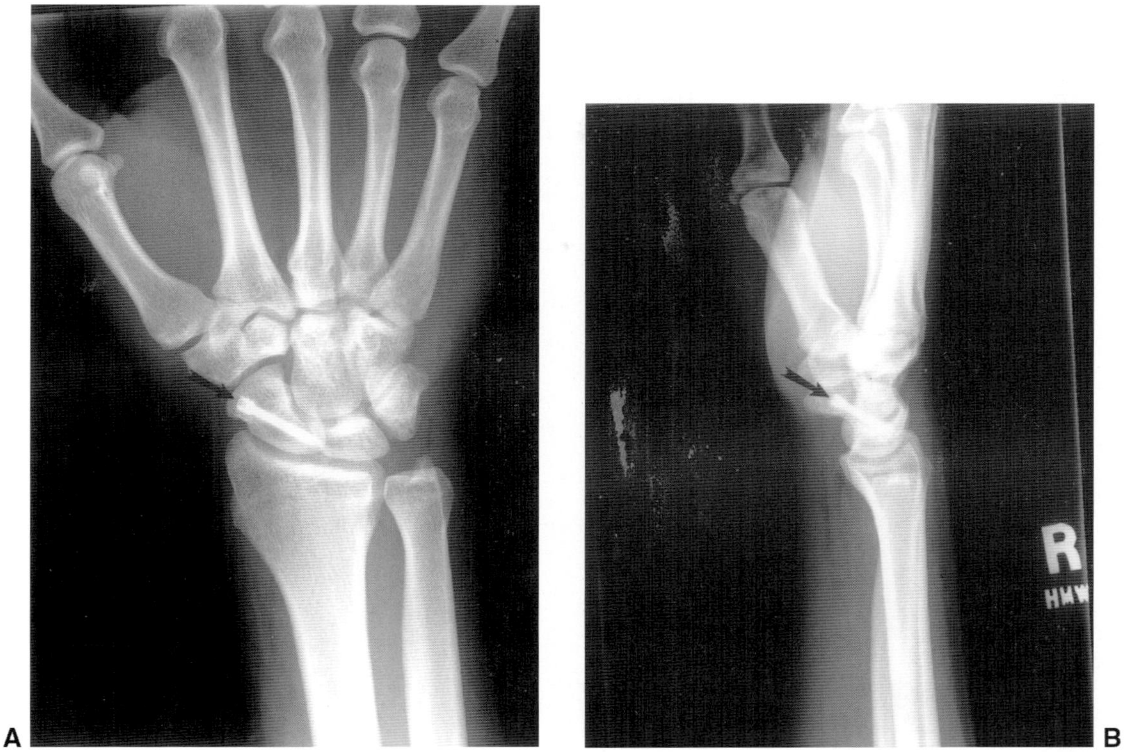

그림 4.18 이마면 촬영 (A)과 측면 촬영 (B)은 허버트 나사 (화살표)를 이용한 손배뼈 골절의 내적 고정을 보여준다.

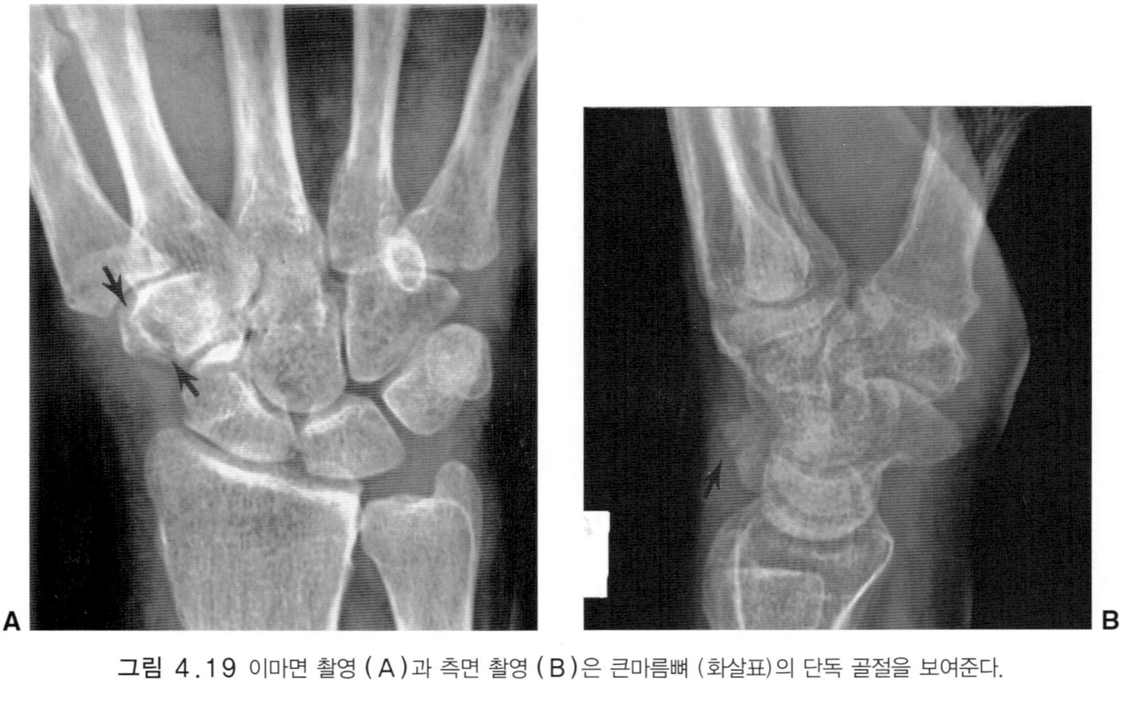

그림 4.19 이마면 촬영 (A)과 측면 촬영 (B)은 큰마름뼈 (화살표)의 단독 골절을 보여준다.

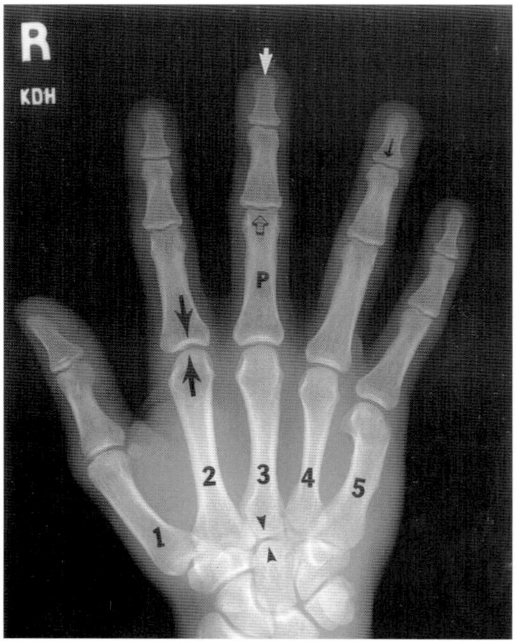

A

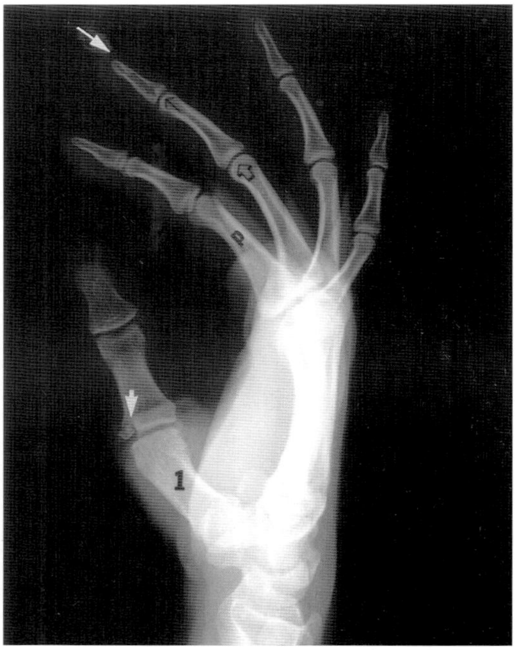

B

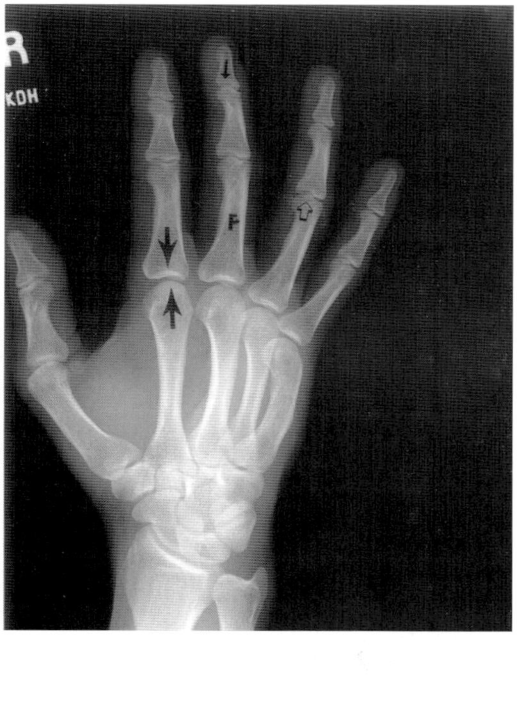

C

그림 4.20 이마면 촬영 (A)를 통해 본 손의 뼈들. 1부터 5까지의 숫자는 손허리뼈를 표시하고 있다. 3번 손목손허리관절은 화살표 머리로 표시되어 있다. 손허리손가락관절은 화살표로 표시되고, 손가락의 마디뼈는 (p)로 표시되어 있다. 마디뼈 사이의 관절에는 몸쪽마디뼈사이관절 (열린 화살표), 먼쪽마디뼈사이관절 (작은 화살표)이 있다. 위 표시들은 측면 촬영 (B)과 사선 촬영 (C)에서도 같은 관절들을 가리킨다. 엄지의 손허리손가락관절의 바닥쪽에는 종자뼈가 있는데 작은 흰색 화살표로 표시된다.

(U)는 자뼈를 의미하고, 큰마름뼈(t)는 1번 손허리뼈와 손배뼈의 먼쪽과 관절을 이룬다. 이 외의 손목뼈와 손허리뼈는 그것들끼리 중첩되어 있어 구별하기가 어렵다.

사선 방사선 사진(C)은 이마면 사진이나 측면 사진보다 손목의 노쪽과 관절을 이루는 손목손허리관절을 더욱 선명하게 보여준다. 손목뼈들은 (A)와 (B)에서 언급된 것과 같은 기호로 표기된다.

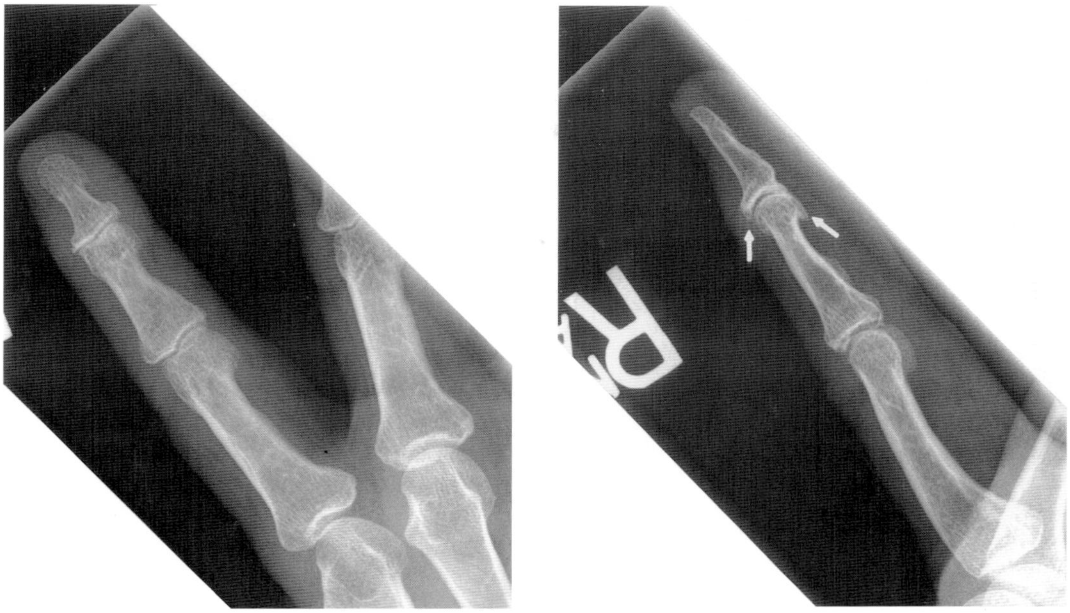

A B

그림 4.21 집게손가락의 먼쪽 마디사이관절의 퇴행성 질환은 관절 공간의 축소와 반응성 경화증 (A, B)을 보이고, 뼈가시 형성은 측면 방사선 사진 (B)으로만 발견된다.

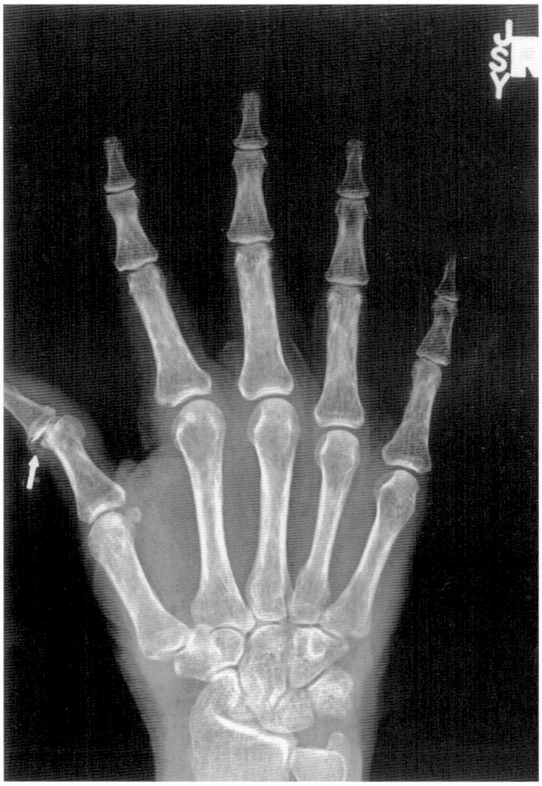

그림 4.22 뼈관절염은 손의 모든 마디뼈사이관절의 관절 공간의 축소와 엄지 마디뼈사이관절의 부분 탈구를 야기한다.

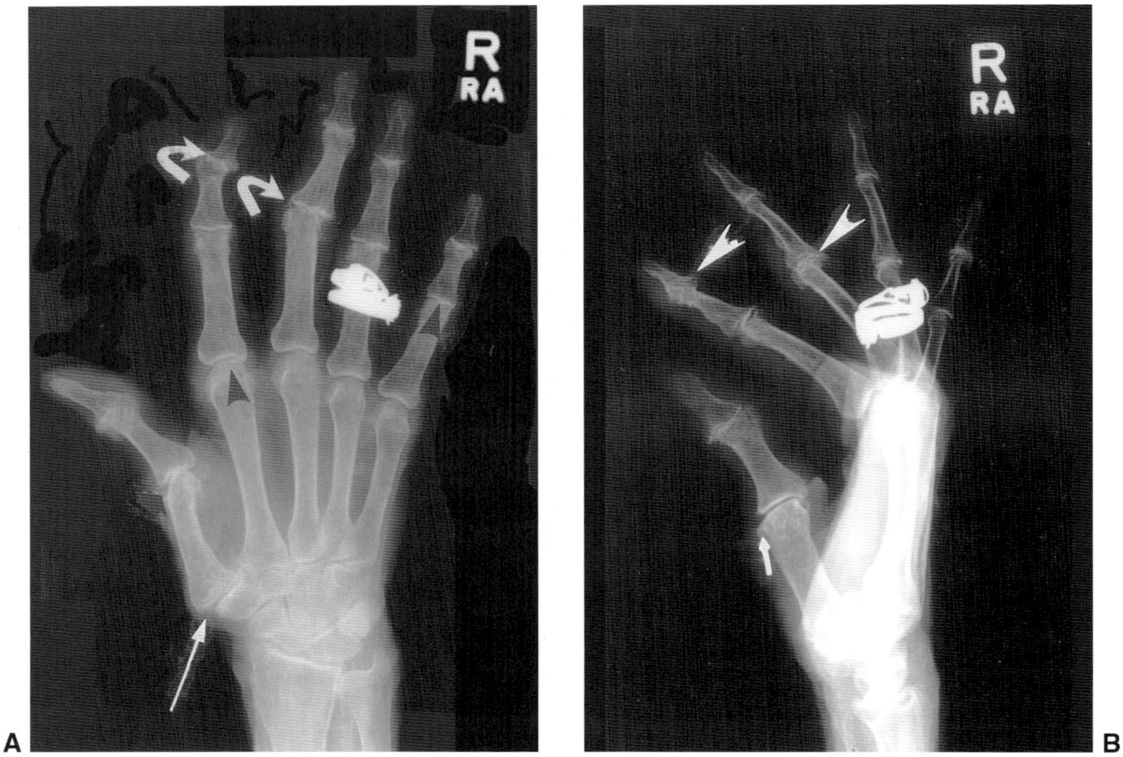

그림 4.23 손과 손목의 이마면 촬영(A)과 측면 촬영(B). 심각한 수준의 확산성 뼈관절염. 퇴행성 질환은 손목손허리관절 (줄기달린 화살표)을 포함하는 엄지의 모든 관절에서 나타난다. 1번 손허리머리 (열린 화살표)에 총제적인 부식이 일어나고, 손목손허리관절과 마디뼈사이관절에서 부분 탈구가 일어나 있다. 모든 손목손허리관절과 마디뼈사이관절의 공간은 축소되고, 경화증과 뼈가시 형성 (화살표 머리)이 동반된다. 프랑크 부분 탈구는 집게손가락의 먼쪽 마디뼈사이관절과 가운데손가락의 몸쪽 마디뼈사이관절에서 나타난다.

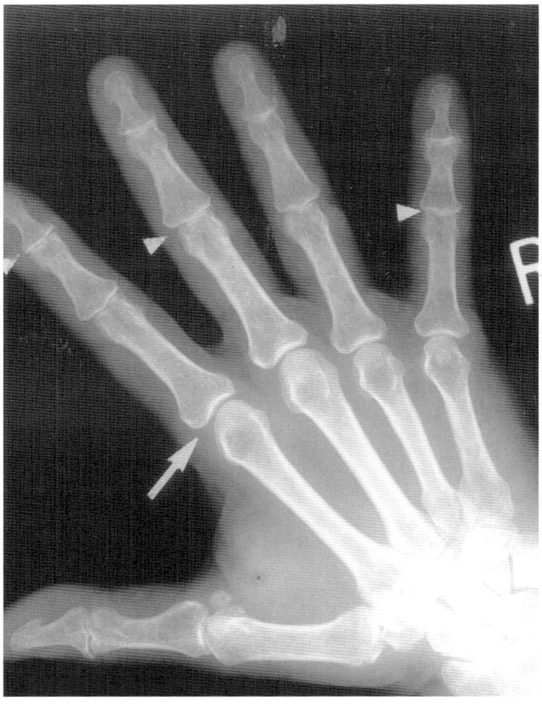

그림 4.24 확산성 퇴행성 관절질환은 손의 모든 손목손허리관절 (화살표)과 마디뼈사이관절 (화살표 머리)의 축소를 가진다. 축소된 관절 공간은 관절연골의 퇴행성을 의미한다.

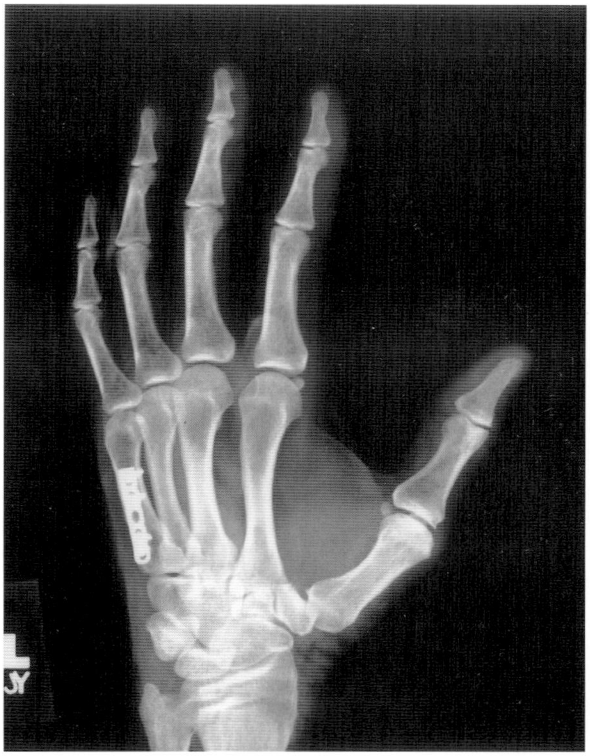

그림 4.25 5번 손허리뼈몸통의 중간 골절이 플랫과 나사로 내적 고정되었다.

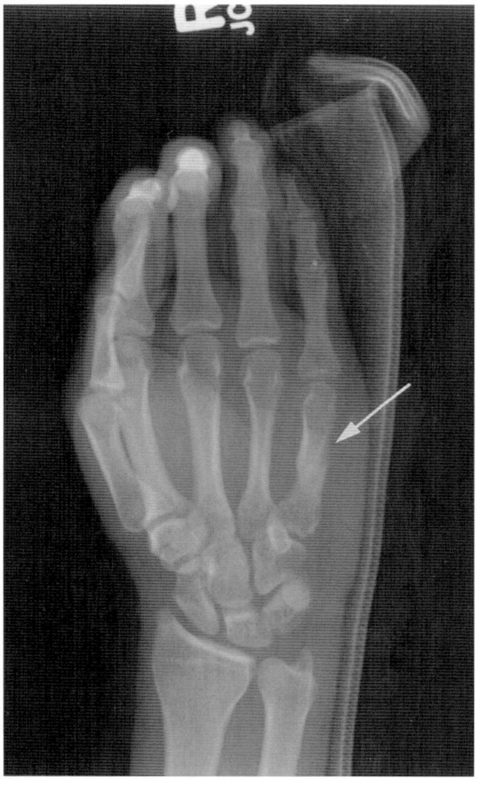

그림 4.26 5번 손허리뼈몸통의 중간 골절(화살표)의 치유. 골절 부분에 형성된 유합은 골절선을 거의 말소했다. 손허리뼈의 미미한 축소한 것 외에 파편들은 해부학적인 위치에 잘 배치되었다.

제 5 장

등허리뼈 / Thoracolumbar Spine

방사선 검진과 정상 해부학

Radiographic Examination and Normal Anatomy

임상적으로나 해부학적으로 등허리뼈는 T10에서 L2까지의 신체부위이다. 그러나 일반적으로 등뼈와 허리뼈를 함께 말할 때는, "등허리뼈"라고 관습적으로 표현하며, 본 장도 이런 용어를 사용한다.

이와 비슷하게 "허리엉치"라는 용어는 일반적으로 L4–S1을 의미한다.

등뼈의 일반적인 방사선 검진으로는 앞뒤(AP) 촬영(그림 5.1)과 측면 촬영(그림 5.2)이 있다. 측면 사진으로는 위쪽 3–4번 등뼈가 확인될 수 없는데, 그 이유는 어깨와 중첩되어 밀도가 흐릿해지기 때문이다. 필요하다면, 컴퓨터 단층촬영(CT)으로 이 부분을 선명하게 표시할 수 있다.

허리엉치뼈의 일반적인 방사선 검진으로는 이마면 촬영(그림 5.3)과 측면 촬영(그림 5.4), 그리고 허리엉치뼈의 진성 가쪽(cone down, spot) 촬영(그림 5.5)이 있다.

허리엉치통증, 궁둥신경 방사통, 혹은 어긋나척추뼈, 원반탈출 및 척추협착증의 다른 징후와 증상이 있다면, 허리엉치뼈를 사선 촬영으로 한다(그림 5.6). 사선 촬영의 목적은 관절덩이, 특히 관절사이부를 정면에서 보기 위함이다.

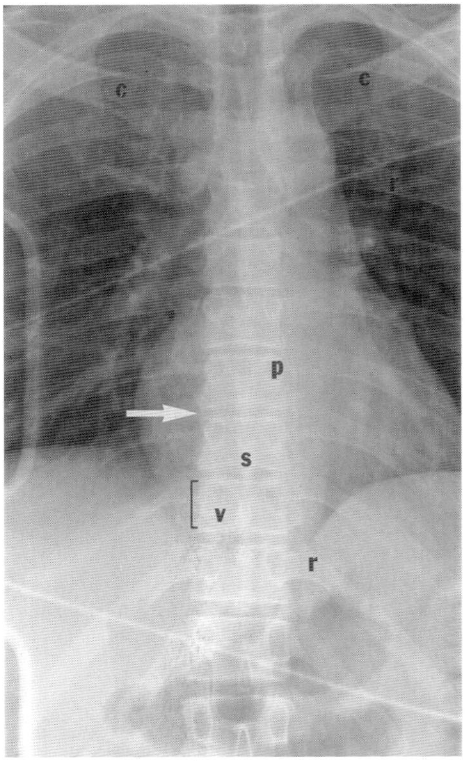

그림 5.1 등뼈의 정상 AP 방사선 사진. (대괄호, v)로 표시된 부분은 척추몸통, s는 가시돌기, p는 다리, r은 갈비뼈, c는 빗장뼈를 나타낸다. 흰색 화살표는 이마면 촬영에서 볼 수 있는 등뼈의 척추사이공간을 나타낸다.

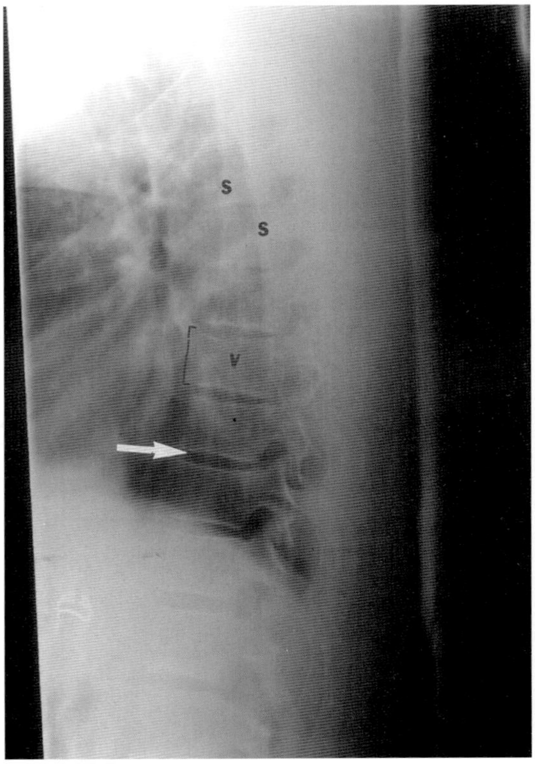

그림 5.2 등뼈의 정상 측면 방사선 사진. (대괄호, v)로 표시된 부분은 척추몸통, 화살표는 등뼈 척추사이원반 공간, s는 어깨뼈의 앞쪽 가장자리를 나타낸다.

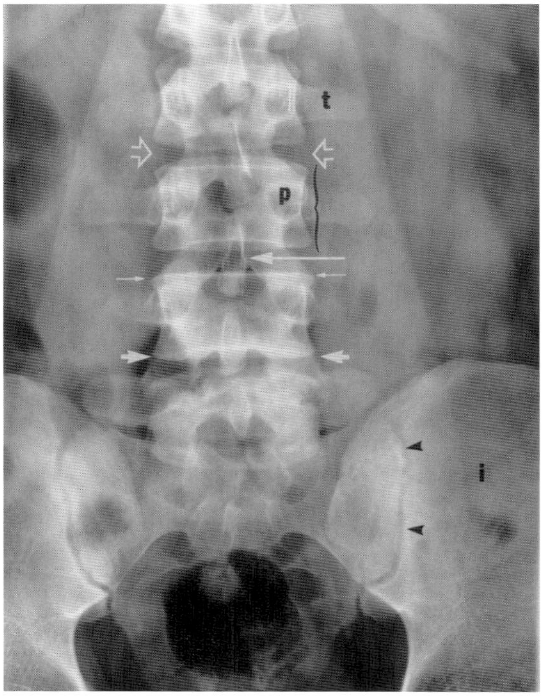

그림 5.3 허리뼈와 골반의 정상적인 AP 방사선 사진. 대괄호는 허리뼈몸통, 줄기달린 화살표는 위쪽 몸통종판, 화살표 머리는 아래쪽 몸통종판, 긴 화살표는 가시돌기, p는 다리, t 는 가로돌기, 속이 빈 화살표는 척추사이원반 공간, 검은색 화살표 머리는 엉치엉덩관절, i 는 엉덩뼈를 나타낸다.

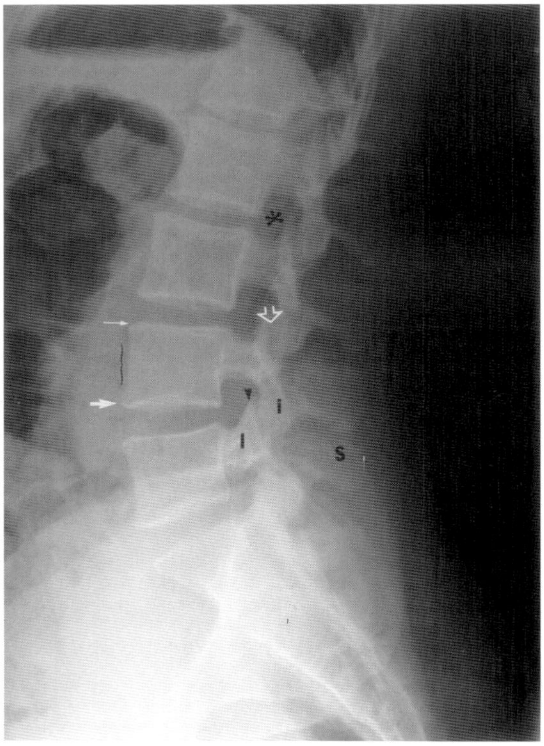

그림 5.4 정상 허리뼈의 측면 방사선 사진. 대괄호는 L4의 척추몸통, 줄기 달린 화살표는 위쪽 몸통종판, 흰색 화살표 머리는 아래쪽 몸통종판, l 은 중첩된 막, 별표는 척추사이구멍, 검은색 화살표머리는 위관절돌기, 속이 빈 화살표는 후관절, i 는 아래관절돌기, s 는 가시돌기를 나타낸다.

가끔 허리엉치뼈 융합의 안정성을 평가하고자 할 때, 환자를 선 자세로 하고, 허리를 폄 혹은 굽힘하여 측면 촬영을 할 수 있다.

허리엉치뼈의 CT는 가로면 촬영, 관상면(이마면) 촬영 및 시상면(측면) 촬영(그림 5.8)을 통해 척추뼈, 후관절, 척추사이구멍을 관찰하기 실행된다. CT영상은 환자를 스캐너 안에 눕혀서 가로면(축성) 투사하여 얻어진다. 관상면 영상이나 시상면 영상은 축성 데이터로부터 재구성된 것이다. "시상면"이란 머리뼈의 시상봉합에서 나온 것이고, 관상면은 머리뼈의 관상봉합에서 나온 용어이다. 시상면 촬영은 신체의 정중면과 일치한다. 정중선에서 오른쪽이나 왼쪽으로 벗어난 시상면 사진을 "탈-시상면" 혹은 "곁시상면" 사진이라고 지칭한다. 후자는 근육덩이와 후관절을 보는 데 이용된다. 이에 대한 내용을 알고 싶으면, 2장을 참고하길 바란다.

척수나 신경뿌리의 압박을 알고자 할 때 자기공명영상(MRI)을 주로 이용한다. 척수는 L2 레벨에서 끝나고, 말총의 시작점이 된다. 말총(말의 꼬리)은 척추의 끝부위에서 나온 척수 신경으로서 다리로 가는 신경(특히 궁둥신경)이 여기에서 나온다.

아래쪽 목뼈에서처럼, 등뼈와 허리뼈도 척추몸통, 다리, 층판으로 구성되고, 양쪽 층판이 뒤쪽으로 융합되어 가시돌기를 만든다. 각각의 척추뼈는 척추사이원반에 의해 분리된다. 여기에 대한 해부학은 그림 5.1~그림 5.4에 나와 있다.

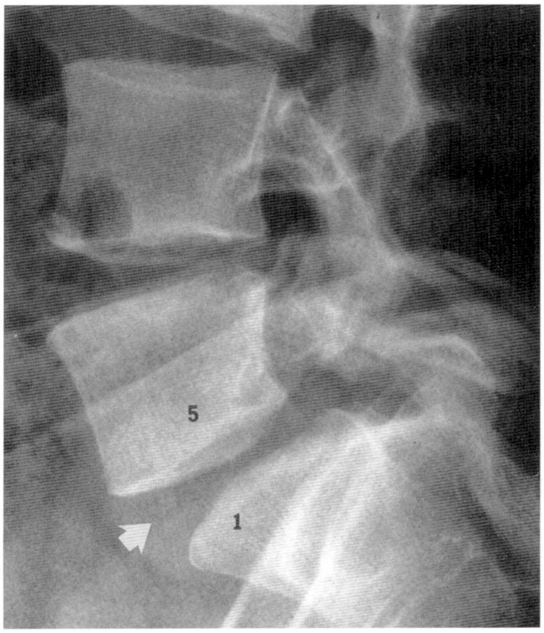

그림 5.5 정상 허리엉치뼈의 특정 부위 측면 촬영 (spot, cone down) 사진. (5)는 5번째 허리뼈, 흰색 화살표는 허리엉치 원반 공간, 1은 1번 엉치뼈 (S1)를 나타낸다.

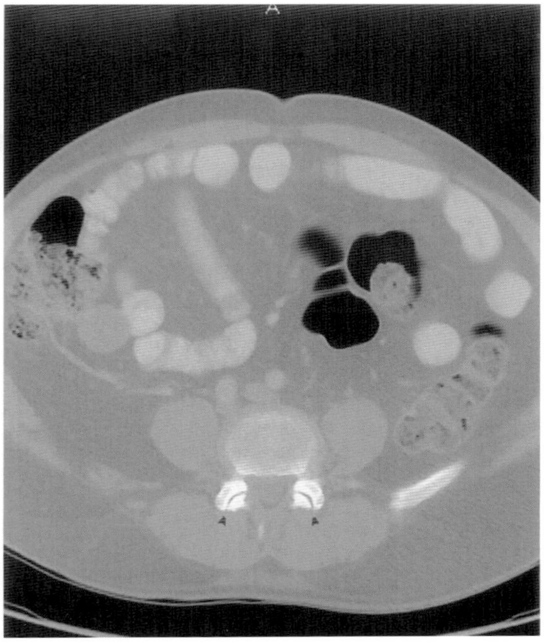

그림 5.7 후관절 (화살표 머리)의 축성 CT.

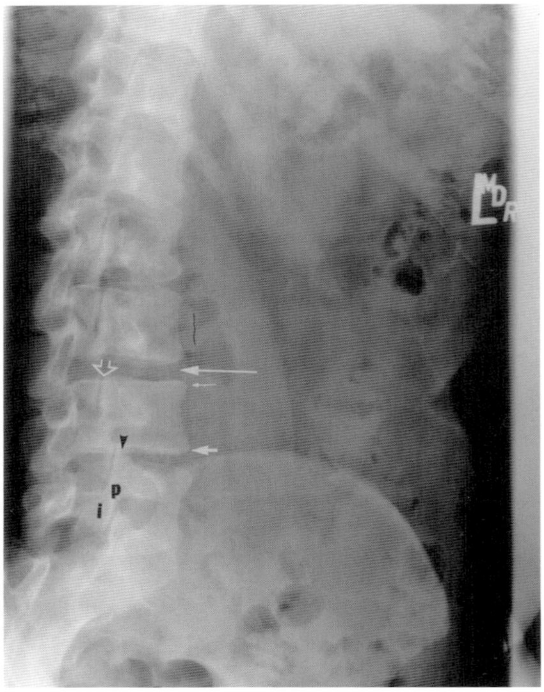

그림 5.6 정상 허리엉치뼈의 왼쪽-뒤쪽 사선 방사선 사진. 대괄호는 척추몸통, 작은 줄기가 달린 흰색 화살표는 위쪽 몸통종판, 흰색 화살표 머리는 아래쪽 몸통종판, 긴 줄기가 달린 흰색 화살표는 척추사이원반, 검은색 화살표 머리는 위관절돌기, i는 아래관절돌기, p는 관절사이부, 속이 빈 화살표는 후관절을 나타낸다.

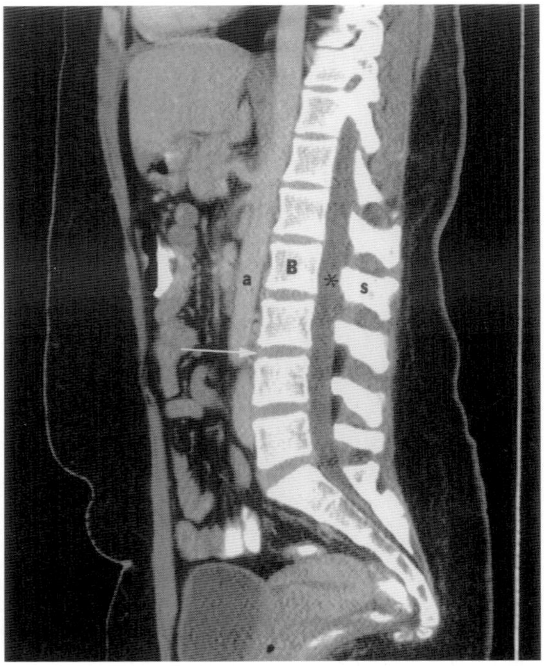

그림 5.8 정상 허리뼈의 정중 시상 CT 스캔. B는 허리뼈 척추몸통을, 흰색 화살표는 척추사이원반 공간, 별표는 척주관, s는 가시돌기, a는 배대동맥을 나타낸다.

병리

Pathology

선천성 결손 / CONGENITAL DEFECTS

선천성 결손은 허리뼈와 허리엉치뼈에서 흔한 편이고, "허리통증"과 연관되어 있기 때문에 여기에서 다루기로 한다. 선천성 결손으로는 융합되지 않은 허리뼈 가로돌기(그림 5.9), 융합된 허리뼈(그림 5.10), 후관절(측면)의 부정정렬(특히 허리엉치뼈 레벨에서의 비정렬)(그림 5.11), 옆굽음증 등이 있다. 일반적으로 후관절은 위쪽 허리뼈 레벨에서 그러하듯이 시상면 쪽을 향해 있다(그림 5.12). 그러나 허리엉치뼈 후관절 방향은 시상면과 관상면 사이를 향하고 있다. 이들 관절이 다른 방향으로 바라보고 있는 것도 흔한 일이다. 이런 선천성 부정정렬은 흔한 일이며, 퇴행성 관절질환(DJD)이나 노인에게서 허리통증의 전조가 될 수 있다.

5번 허리뼈와 1번 엉치뼈가 종종 과도기적인 뼈로서, 부분적으로(단일적으로) 융합되거나(그림 5.13) 혹은 완전하게(양측으로) 융합된다. 이런 상태를 "1번 엉치뼈의 허리뼈화" 혹은 "5번 허리뼈의 엉치뼈화" 라고 말한다. "과도기적"이란 5번 허리뼈와/혹은 1번 엉치뼈가 분리된 척추뼈로 발달하지 않을 때, 자궁 안에서 일어나는 태아의 성장과 발달을 의미한다. 이들 뼈는 확실하게 L5나 S1으로 발달하지 못하고, 부분적으로나 혹은 완전하게 융합되었다면, 그 척추뼈를 "과도기적인 척추뼈"라고 표현한다.

경계성 척추(limbus vertebra, 그림 5.14)는 주로 허리뼈에서 나타나며, 속질핵이 융합되지 못

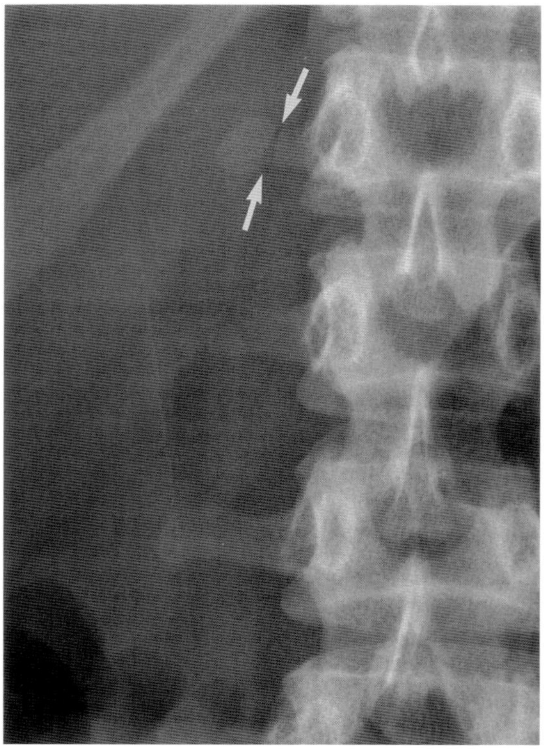

그림 5.9 선천적으로 융합되지 않은 1번 허리뼈의 오른쪽 가로돌기. 가로돌기에 있는 투명한 (어두운) 사선 (화살표)은 2차 불융합 골화 중심과 가로돌기 사이의 결함이다.

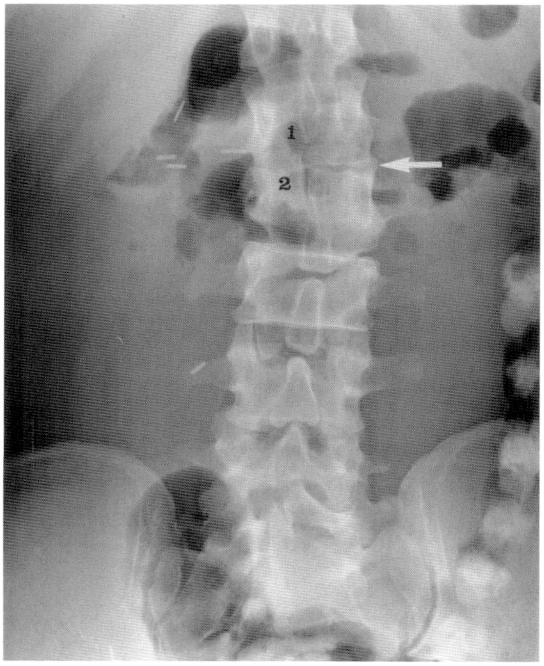

그림 5.10 융합된 허리뼈. L2와 L3 척추몸통의 오른쪽은 융합되었으며, 원반 공간이 없다. 저형성 원반 공간(화살표)은 L1과 L2의 척추몸통 사이의 왼쪽에 있다.

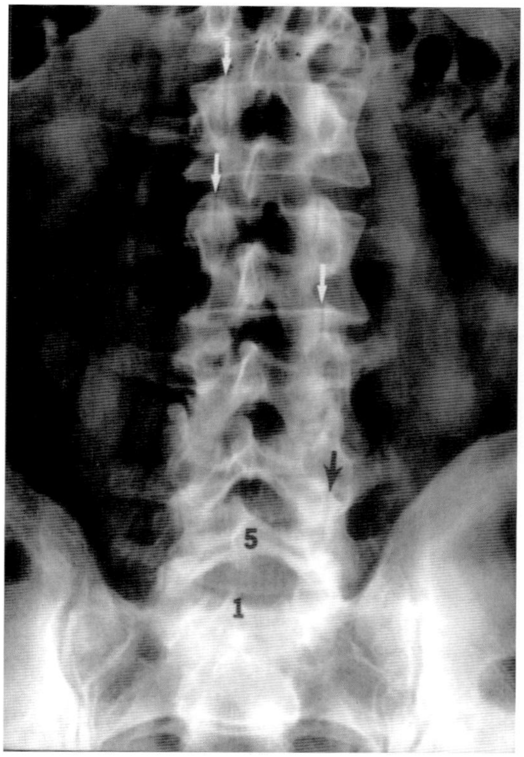

그림 5.11 아래쪽 허리뼈와 허리엉치뼈 레벨에서 발생한 후관절의 부정정렬. 흰색 화살표는 정상적으로 정렬된 후관절을 가리킨다. 아래쪽 허리뼈의 여러 레벨에 있는 후관절은 각각 다르게 선천적으로 회전되어 있어, 거의 보이지 않거나 완전히 보이지 않는다. L4–L5 수준 (검은색 화살표)에 있는 왼쪽 후관절만이 정상적으로 정렬되어 있다.

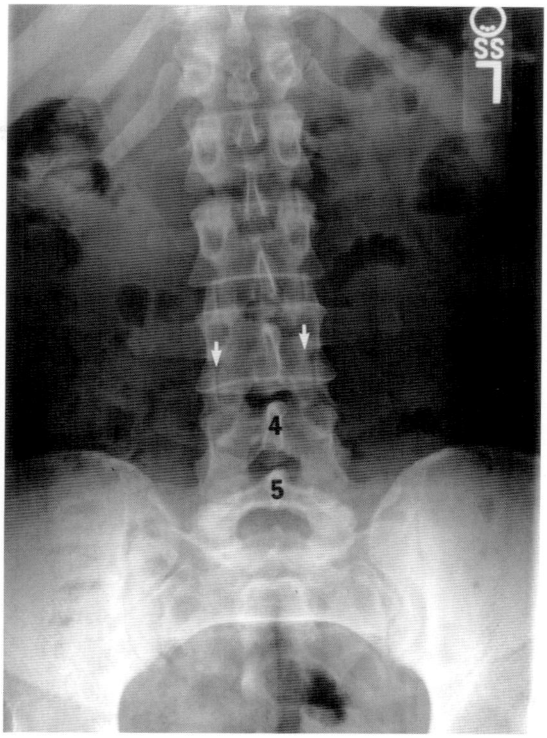

그림 5.12 정상적인 허리뼈 후관절 (흰색 화살표.) L4–L5의 후관절은 시상면으로부터 회전되어 있어, 확인할 수 없다. (4)와 (5)는 L4와 L5의 가시돌기를 의미한다.

한 척추고리끝단(vertebral ring apophysis)과 척추몸통 사이에 끼이게 된다. 이런 변형은 증상을 일으키지 않기 때문에 임상적으로 중요하게 여기지 않는다.

회전성 옆굽음증은 선천적으로 척추가 돌림하여 옆으로 휘어진 것을 의미한다. 옆굽음증은 목뼈, 등뼈, 허리뼈와 같은 단일 부위에서만 일어나거나, 여러 부위 혹은 척추 전체에서 일어날 수 있다. "단순" 옆굽음증은 단순한 C자의 굽음 형상을 가지며(그림 5.15), "복합" 옆굽음증은 S자 모양의 굽음 형상을 가진다. 복합 옆굽음증은 1차 굽음과 위아래로 하나씩 있는 2차 굽음으로 구성된다. 옆굽음증의 방향은 1차 굽음의 오목 정도에 따라 결정된다. 환자의 척추가 오른쪽 방향으로 휘어져 있다면, 오른쪽 옆굽음증, 왼쪽으로 휘어져 있다면 왼쪽 옆굽음증이라고 한다. 허리뼈의 AP 방사선 사진에서, 회전성 옆굽음증은 척추가 한 방향으로 회전되어 있으며, 가시돌기는 정중선에서 반대쪽으로 편위되는 특징을 보인다(그림 5.16).

선천적인 다리길이 차이는 비회전성 옆굽음증 혹은 "허리뼈 경사(lumbar tilt)"라는 결과로 이어질 수 있다. 허리뼈에서 발생하는 "허리뼈 경사"는 허리뼈가 정중선으로부터 적은 각도로 약하게 휘어져 있으나 회전이 일어나지 않는 것을 의미한다. 이런 형태의 허리뼈 변위는 양쪽 다리 길이의 차이로 야기되며, 허리뼈 AP 방사선 사진을 볼 때, 회전성 옆굽음증과 차이를 보인다. 이 경우의 척추는 회전하지 않았으며 가시돌기는 중심선에 위치한다(그림 5.17).

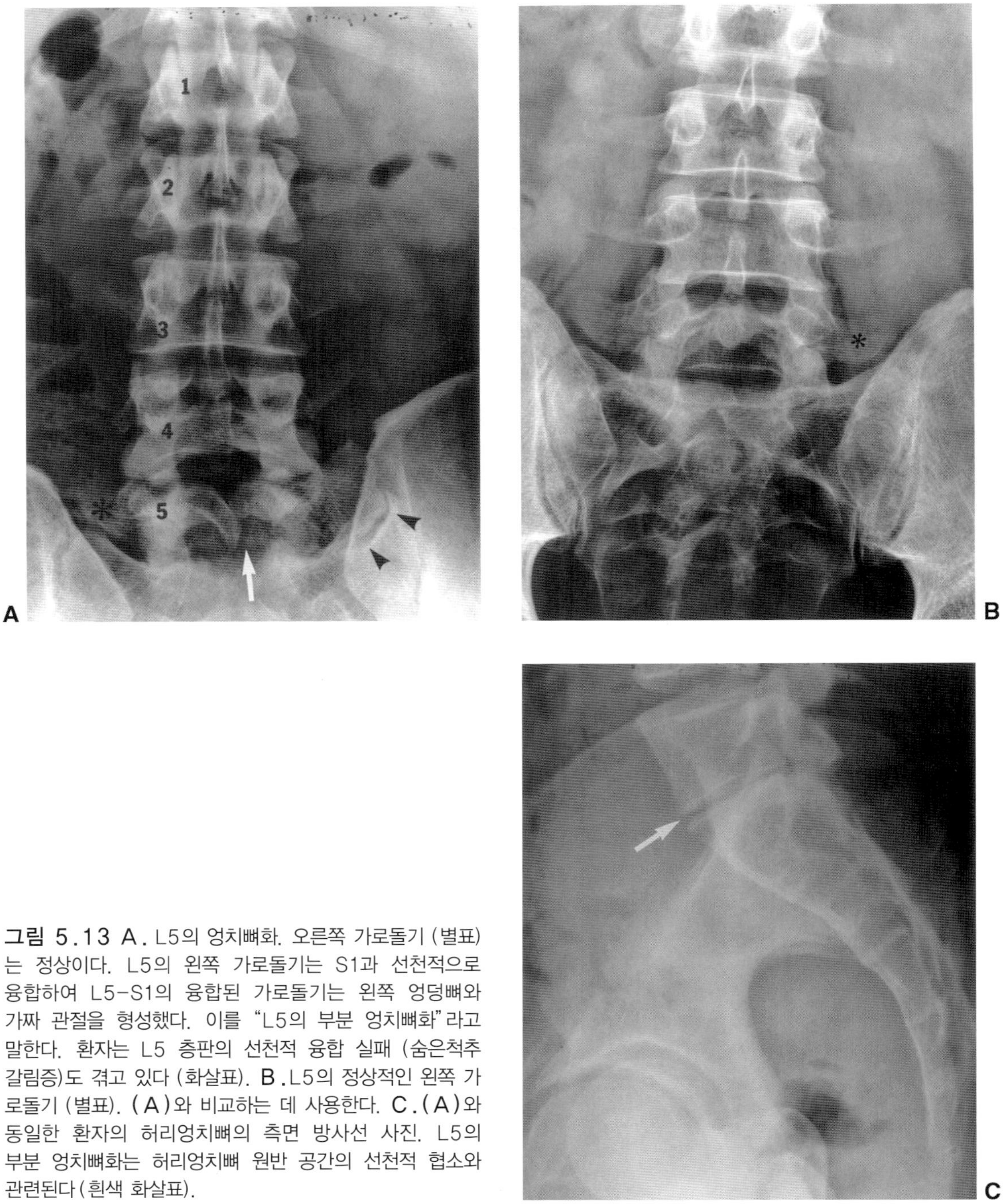

그림 5.13 **A.** L5의 엉치뼈화. 오른쪽 가로돌기 (별표)는 정상이다. L5의 왼쪽 가로돌기는 S1과 선천적으로 융합하여 L5-S1의 융합된 가로돌기는 왼쪽 엉덩뼈와 가짜 관절을 형성했다. 이를 "L5의 부분 엉치뼈화"라고 말한다. 환자는 L5 층판의 선천적 융합 실패 (숨은척추갈림증)도 겪고 있다 (화살표). **B.** L5의 정상적인 왼쪽 가로돌기 (별표). (A)와 비교하는 데 사용한다. **C.** (A)와 동일한 환자의 허리엉치뼈의 측면 방사선 사진. L5의 부분 엉치뼈화는 허리엉치뼈 원반 공간의 선천적 협소와 관련된다 (흰색 화살표).

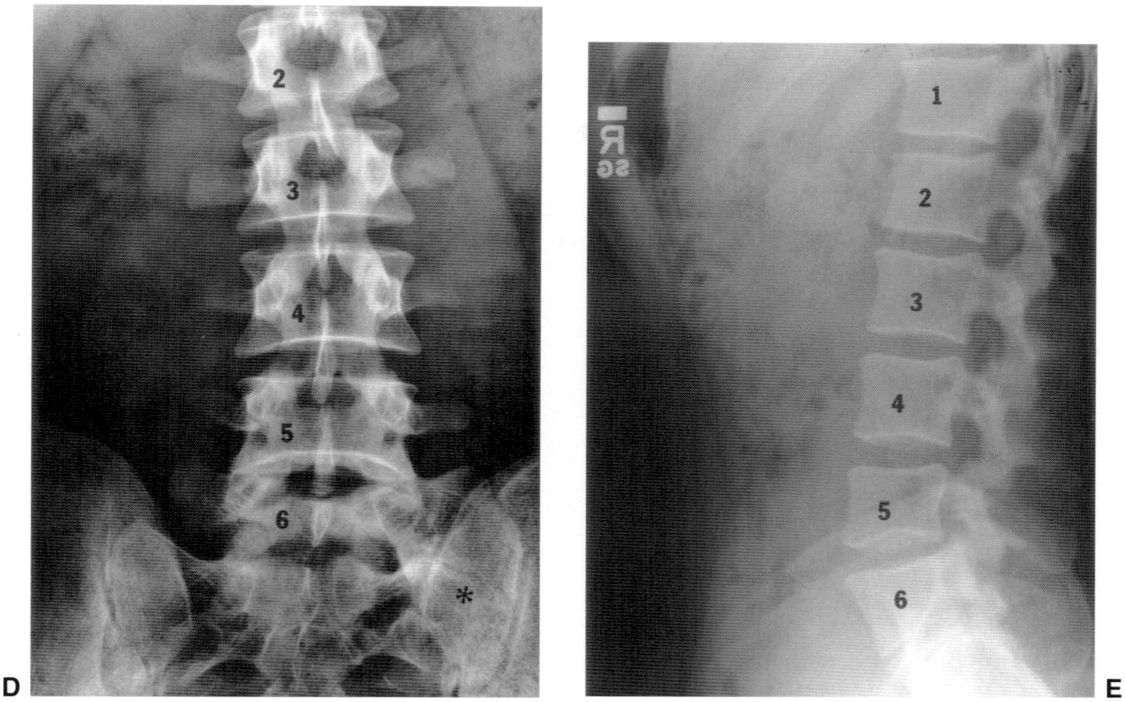

그림 5.13 ***(계속)*** **D.** S1의 허리뼈화. "6번째" 허리뼈는 사실 S1으로, 왼쪽 (S1) 부분이 과도기적이다. 별표는 기형의 왼쪽 엉치엉덩관절을 가리킨다. **E.** 동일 환자의 "6번째" 허리뼈를 보여주는 측면 방사선 사진.

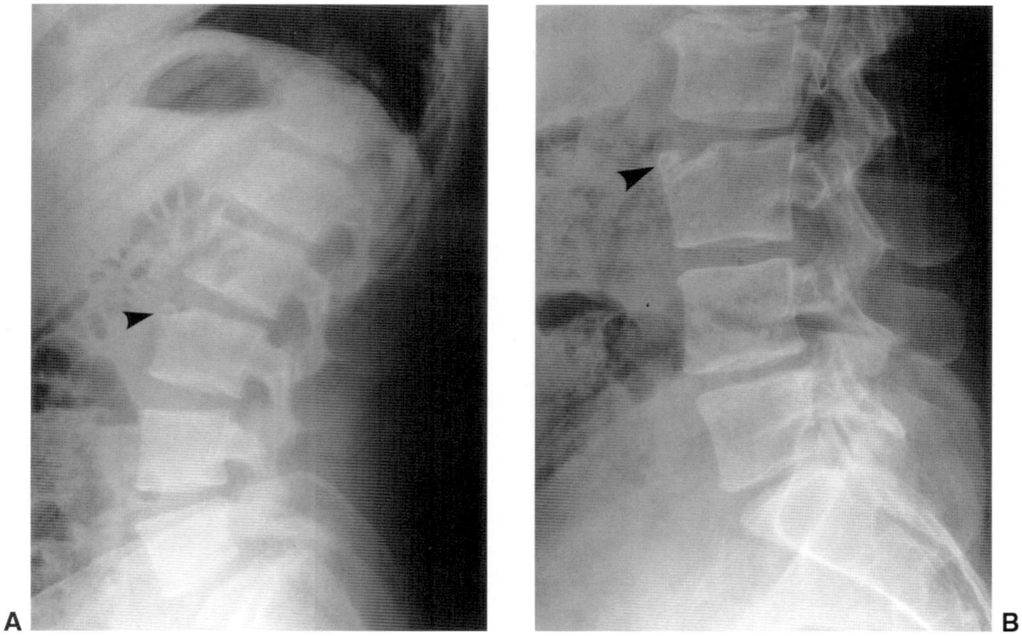

그림 5.14 경계성 척추. 경계성 척추의 다양한 모습이 (**A**, **B**)에 나타나 있다 (검은색 화살표머리).

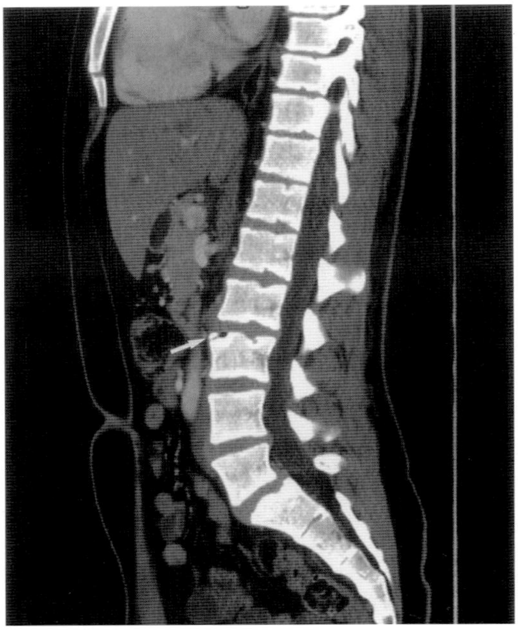

C

그림 5.14 *(계속)* CT 사진으로 보면, 경계성 척추를 더욱 선명하게 볼 수 있다 (흰색 화살표) (C).

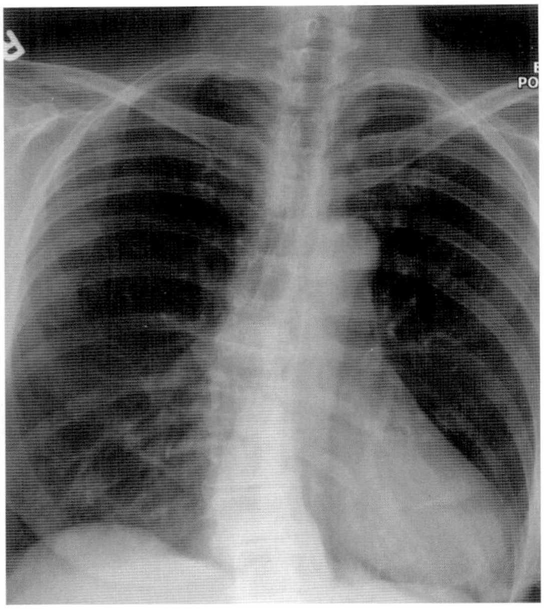

그림 5.15 등뼈의 오른쪽 옆굽음증. 오른쪽으로 척추가 휘어져 있다.

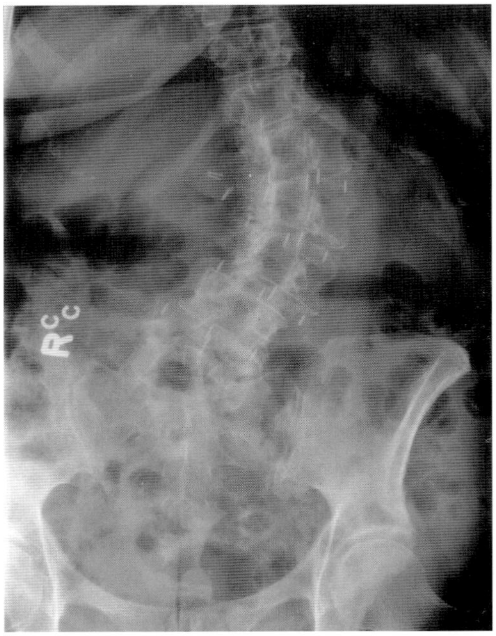

A

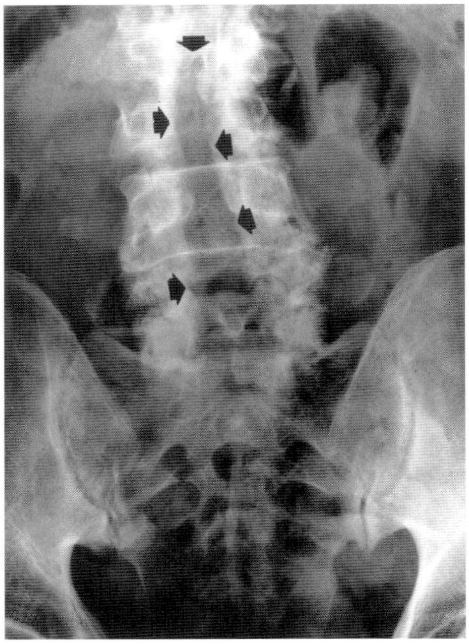

B

그림 5.16 A. 등뼈의 왼쪽 옆굽음증. 굽음은 환자의 왼쪽으로 휘어졌다. 등뼈가 환자의 왼쪽으로 회전하고, 가시돌기는 반대방향으로 편위된다 (환자의 오른쪽 방향으로). 그리고 오른쪽 관절덩이에 의해 흐릿하게 보인다. B. 이전에 척추고리절제술을 받은 환자가 약간의 허리뼈 오른쪽 옆굽음증을 보이고 있다. 척추고리절제술 결함의 가장자리 부분이 검은 화살표로 표시되어 있다.

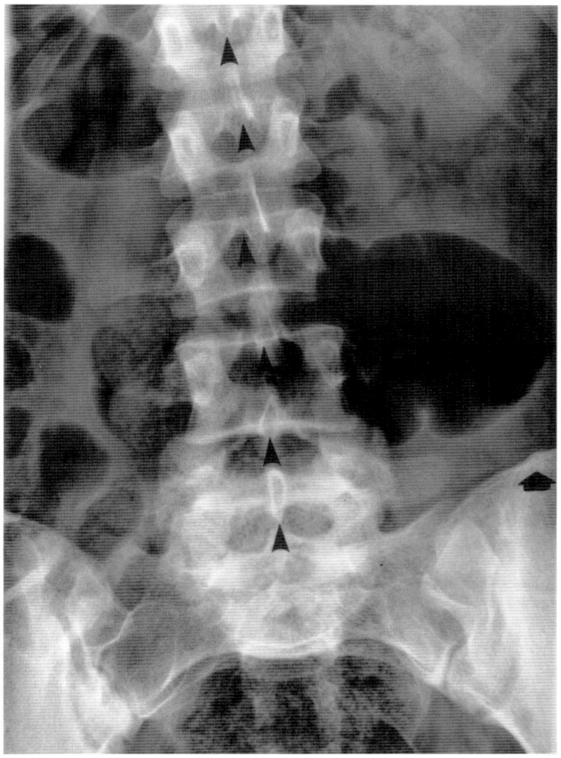

그림 5.17 각기 다른 다리의 길이. 허리뼈는 환자의 오른쪽으로 기울어져 있다. 가시돌기 (검은색 화살표 머리)는 척추몸통의 정중선에 있으며 회전이 일어나는 증거는 보이지 않는다. 왼쪽 엉덩뼈 (화살표)가 오른쪽 엉덩뼈보다 더 높다. 환자가 똑바로 선 자세를 취한 상태에서 촬영한 방사선 사진에서 보이는 이런 징후는 왼쪽 다리가 오른쪽 다리보다 더 길다는 의미이다.

척추분리증과 척추전방전위증 / Spondylolysis, Spondylolisthesis

척추분리증은 허리뼈의 관절사이부, 그 중에서도 L5에서 가장 흔하게 발생하는 선천적 결함이다. 이 결함은 L4와 L3 수준에서도 발생하지만, 그 빈도는 적다. 아래쪽 허리뼈의 해부학적 특징 때문에 AP 방사선 사진으로 부분 결함을 관찰할 수 없지만, 측면 촬영(그림 5.18A)으로 부분 결함을 관찰할 수 있고, 사선 촬영(그림 5.18B)으로 가장 쉽게 관찰할 수 있다. 사선 방사선 사진으로 봤을 때 정상 관절덩이가 "스코트 개" 를 닮았다고 한다. 위관절돌기는 개의 귀, 가로돌기는 개의 입, 관절사이부는 개의 목, 아래관절돌기는 개의 앞다리를 연상시킨다(그림 5.19). 부분 결함이 존재할 때, "스코트 개"의 목 부위를 가로지르는 투명선이 보이는데, "스코트 개"의 목줄이라고 말한다(그림 5.20).

척추분리증은 척추몸통이 전방으로 변위되지 않고, 편측(그림 5.20) 혹은 양쪽(그림 5.21)으로 나타날 수 있다. 양측의 척추분리증에서 위쪽 척추뼈가 전방 변위될 때, 이것을 척추전방전위증이라고 말한다. 척추뼈의 전방 변위 정도는 심각도에 따라 결정된다(중등도, 2도[그림 5.22]; 뚜렷한, 3도[그림 5.23]). 척추전방전위증은 퇴행성 원반질환(그림 5.22)이 없는 사람이나 퇴행성 원반 질환을 가진 사람이 오래 동안 서 있었을 때 발생한다(그림 5.23). 척추분리증과 척추전방전위증은 CT로 선명하게 확인될 수 있고(그림 5.19와 5.20), 임상적으로 의심이 들지만 방사선 사진으로 나타나지 않은 사람에게 CT 촬영을 한다.

퇴행성 질환 / DEGENERATIVE DISEASE

가장 흔한 등허리뼈의 퇴행성 질환은 뼈관절염(OA)이고, 다른 용어로 퇴행성 원반질환 혹은 DJD로 불린다. 오늘날 DJD의 병인은 연구자 사이에서 논쟁 중에 있으나, 노인들에게서 주로 발

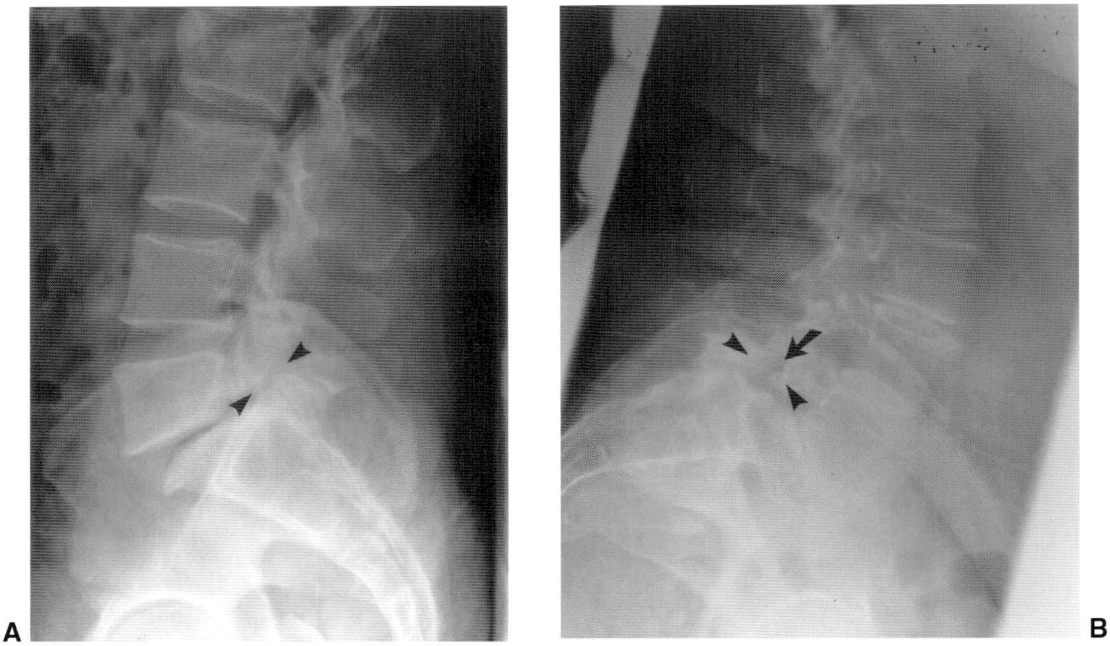

그림 5.18 A. 허리뼈 측면 방사선 사진에서 나타나는 퇴행성 변화가 없는 관절간부 결함 (화살표). B. 다른 환자에게서 나타나는 결함 (화살표머리) 부위의 퇴행성 변화를 보여준다.

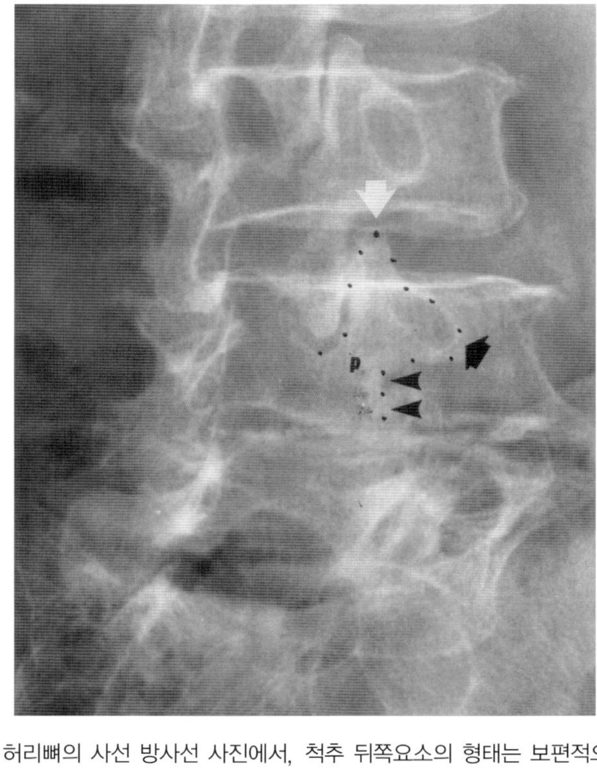

그림 5.19 "스코트 개." 허리뼈의 사선 방사선 사진에서, 척추 뒤쪽요소의 형태는 보편적으로 "스코트 개"의 옆모습을 연상시킨다. 사선 방사선 사진에서 "스코트 개"는 점선으로 표시되어 있다. 위관절돌기 (흰색 화살표)는 개의 귀, 다리 (검은색 화살표)은 개의 주둥이, 아래관절돌기 (작은 화살표)는 개의 앞다리, 관절사이부 (p)는 개의 목을 연상시킨다.

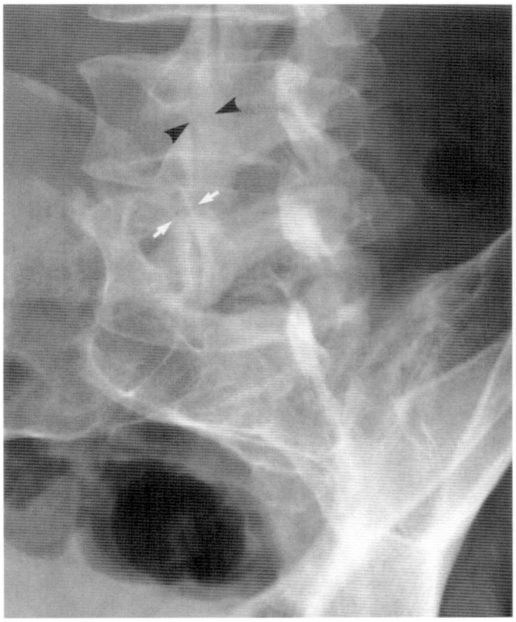
A

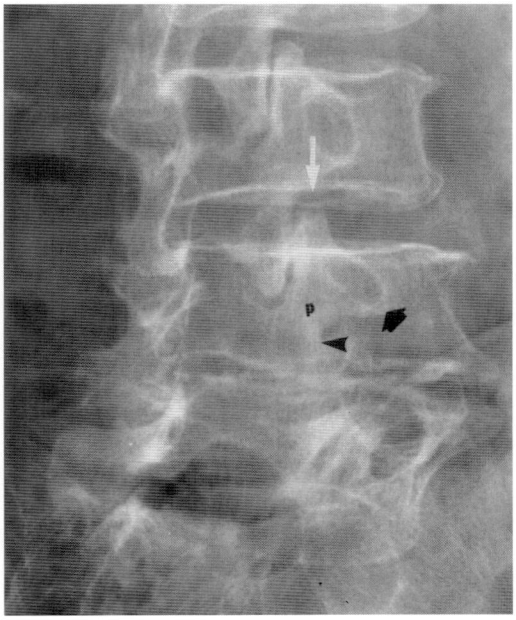
B

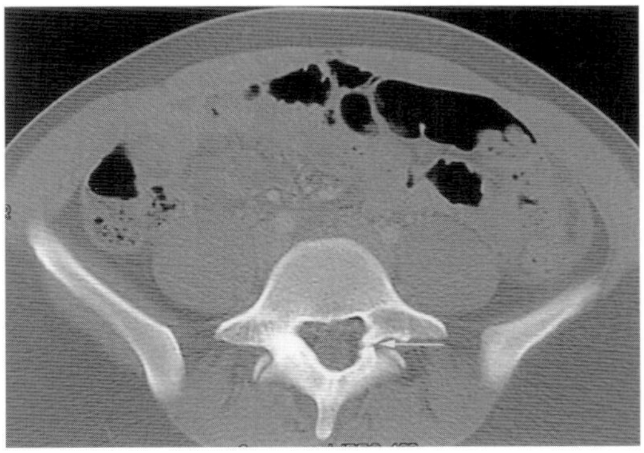
C

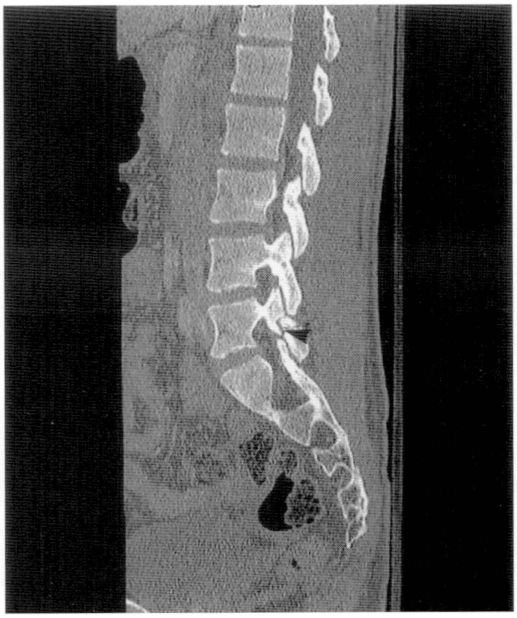
D

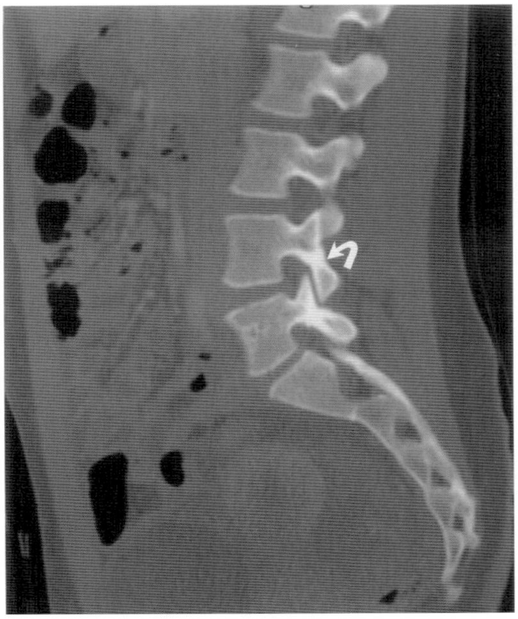
E

그림 5.20 A. 허리뼈의 사선 방사선 사진에서 나타난 L5의 척추분리증. 부분 결함은 흰색 화살표가 가리키고 있다. 정상적인 허리뼈의 사선 방사선 사진 (**B**)과 직접적으로 비교해 보자 (개의 귀는 위관절돌기이고, 입은 척추다리이고, 개의 목은 관절사이부이고, 개의 앞다리는 아래관절돌기 (화살표 머리)이다. **C.** 축성 CT는 왼쪽의 편측 부분 결함을 보여주고 있다. **D.** 부분 결함 (화살표)을 보여주는 왼쪽 준 시상 CT. **E.** 오른쪽 준 시상 CT는 비대해진 (밀도가 높은, 흰색) 반대쪽 관절사이부를 보여주고 있다.

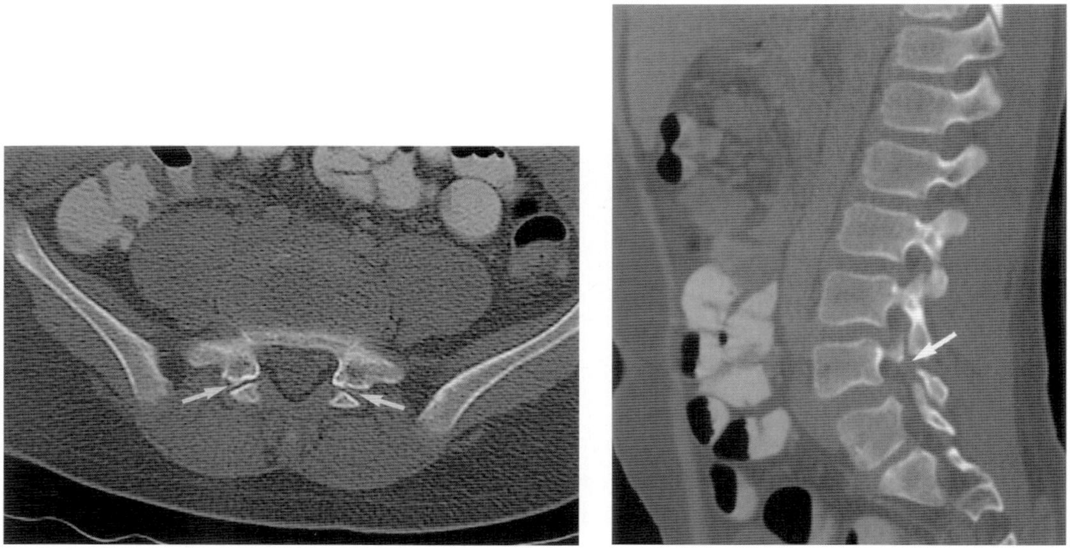

A B

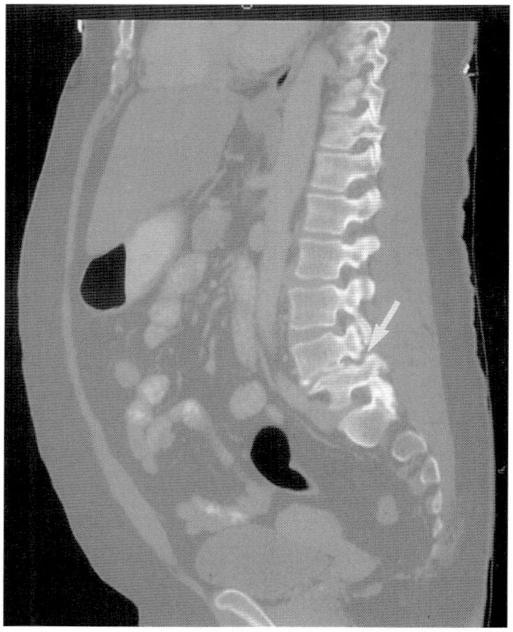

C

그림 5.21 양측 척추분리증. 축성CT(A)에서 양쪽 관절사이부의 결함 (화살표)을 볼 수 있다. 양측 부분 결함 (화살표)은 우측(B)과 좌측(C)의 준시상 촬영으로도 볼 수 있다.

생한다. DJD는 젊은 사람에게서는 발견되지 않으며, 노화함에 따라 흔하게 발생한다. 그러나 어떤 노인들은 DJD를 가지지 않는다.

어째든, 등허리뼈의 DJD는 척추몸통과 후관절에서 나타나거나 혹은 두 곳 모두에서 발생할 수 있다. DJD가 조금 더 진행되면 척추사이원반 퇴행성과 연관되어 원반공간의 협소를 야기시킨다. OA의 변화 특히, 뒤가쪽에서 일어나는 변화는 일반적인 AP 촬영이나 측면 촬영으로 확인할 수 없다는 것이 중요하다. 이에 따라, OA의 변화 정도를 가장 잘 볼 수 있는 것은 CT 영상이다.

방사선학적으로, 등허리뼈의 DJD는 다양한 심각성을 가진 변화의 총집합이다. 이런 변화로는 반응성 경화증(인접 종판의 굵기와 밀도의 증가)(그림 5.23), 척추 가장자리에서 앞쪽(그림 5.24)으로, 가쪽으로, 뒤쪽으로 성장하는 뼈곁돌기

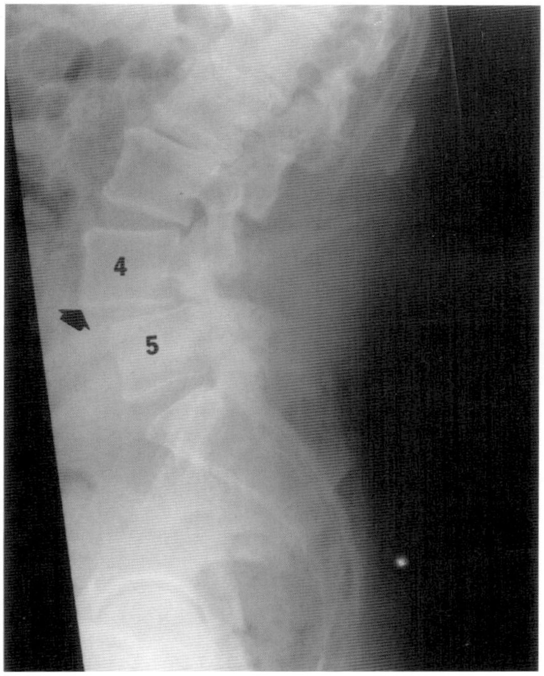

그림 5.22 퇴행성 원반 질환이 없고, L5에 대한 L4의 2도 척추전방전위증 (화살표). L4 척추몸통의 전방 활주는 양측 부분 결함이 있다는 것을 의미한다.

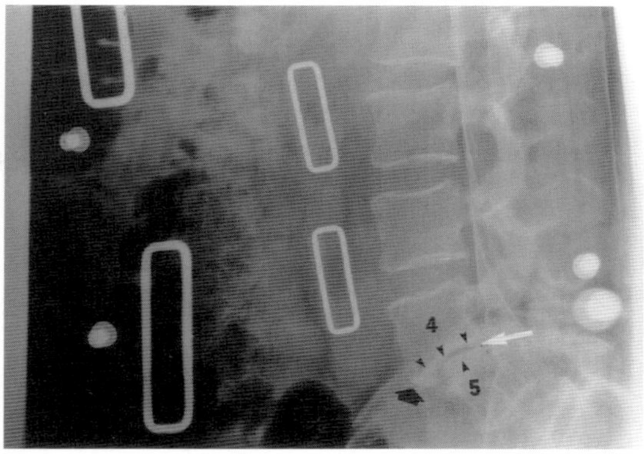

그림 5.23 3도 척추전방전위증. L4가 L5에 심각한 수준의 퇴행성 변화를 일으켰다 (큰 검은색 화살표). 4번 허리뼈 원반 공간의 협소 (화살표)는 인접한 표면(화살표머리)의 반응성경화증과 함께 발생했다. 이는 척추사이 원반이 심각한 수준으로 만성적인 손상을 입었다는 것을 의미한다.

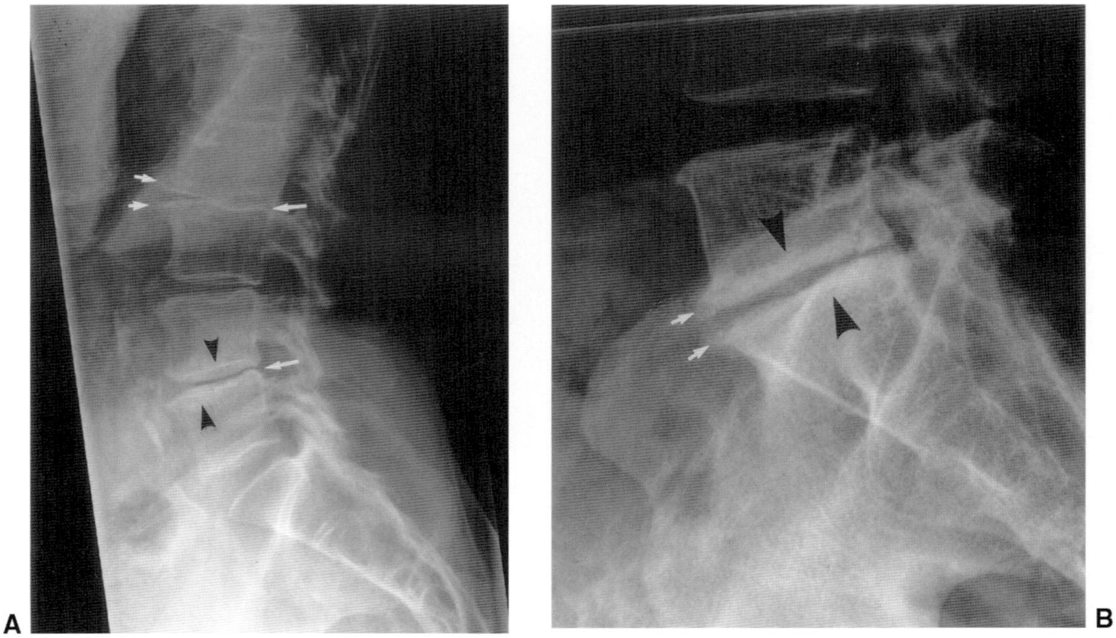

그림 5.24 A. 퇴행성 원반 질환은 좁아진 원반 공간(긴 흰색 화살표), 인접한 척추종판의 반응성 경화증 (화살표 머리), 앞쪽 뼈곁돌기 (짧은 흰색 화살표)의 특징을 보인다. 허리엉치 공간의 측면 방사선 사진 (cone down) **(B)**는 원반 공간의 협 소(4번 원반 공간과 비교했을 때), 엉치엉덩관절의 인접한 표면에서 발생한 반응성 경화증(화살표 머리)과 앞쪽으로 돌출된 뼈곁돌기 (짧은 흰색 화살표)를 보여준다.

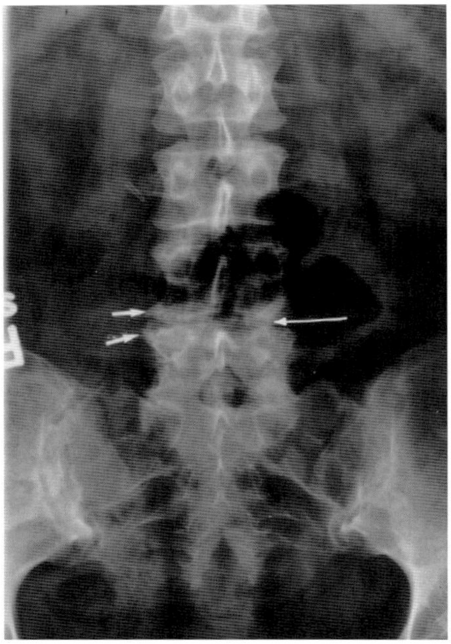
A

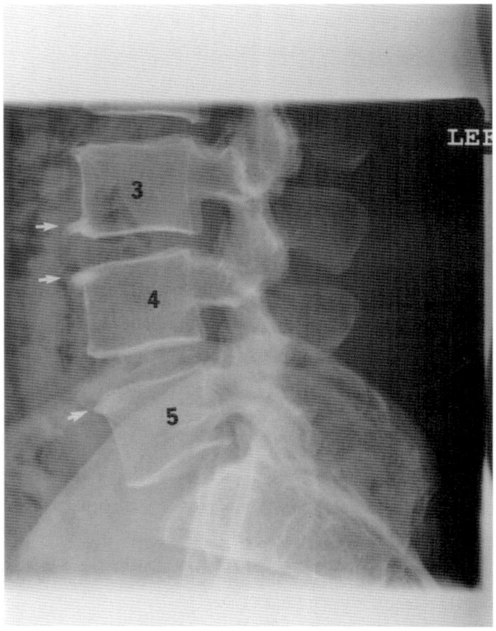

B

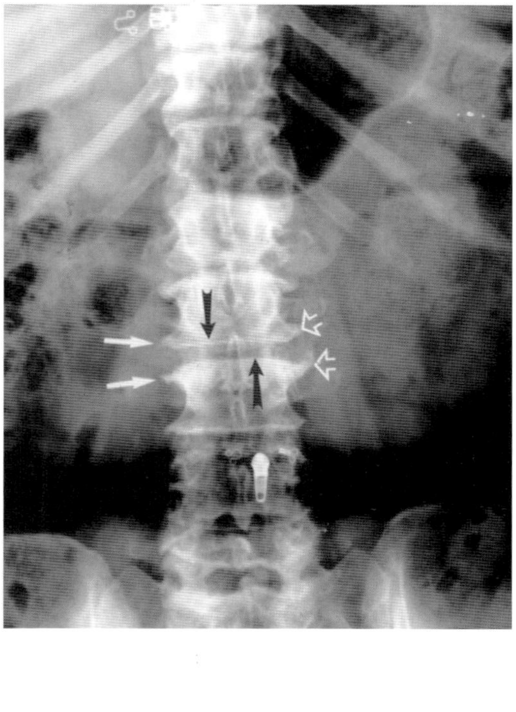
C

그림 5.25 4번 허리뼈 공간 (흰색 꼬리달린 화살표)의 협착과 연결 뼈곁돌기의 시작 (짧은 흰색 화살표)와 함께 발생하는 퇴행성 원반 질환. **(A)** 안쪽으로 돌출된 다양한 크기의 돌출된 뼈곁돌기 **(B)**가 여러 레벨에 존재한다. **(C)** 양측의 가쪽 뼈곁돌기 (흰색 화살표), 불완전한 연결 뼈곁돌기 (속이 빈 화살표), 그리고 협착된 2번 허리뼈 사이 공간 (검은색 화살표).

(그림 5.25), 그리고 이웃한 척추뼈사이에서 앞쪽이나 가쪽으로 튀어나온 연결 뼈곁돌기(그림 5.26) 등이 있다. 척추몸통에서 뒤쪽으로 튀어나온 뼈곁돌기는 척주관을 침범할 수 있으며, 크기가 클 경우 에는 척추협착증을 일으킬 수 있다. 혹은, 뒤가쪽으로 돌출된 뼈곁돌기는 척주관이나 척추사이구멍을 침범하여 신경뿌리를 압박할 수 있다(그림 5.27).

허리뼈의 심각한 퇴행성 질환은 진공 원반의 질환이 없거나(그림 5.28) 혹은 진공 원반 질환이

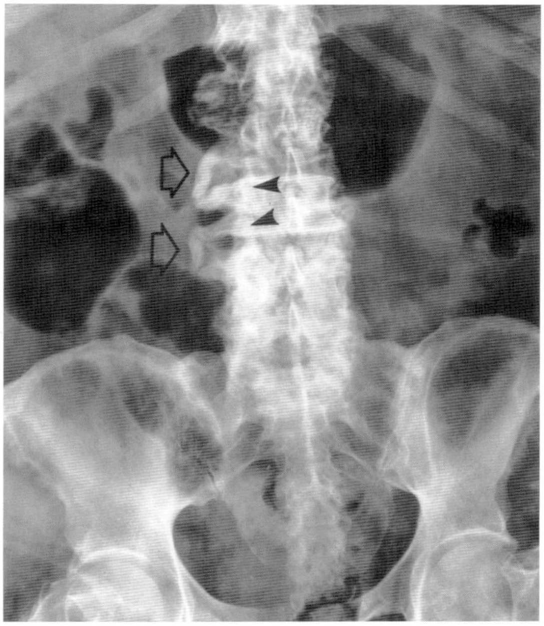

그림 5.26 심각한 수준의 DJD와 연결 뼈곁돌기 (속이 빈 화살표). 뼈곁돌기는 척추몸통의 가장자리 (화살표머리) 로부터 시작되며, 이것은 DJD의 뼈곁돌기를 DISH의 인대 비대와 구분짓는다 (그림 5.33 참고).

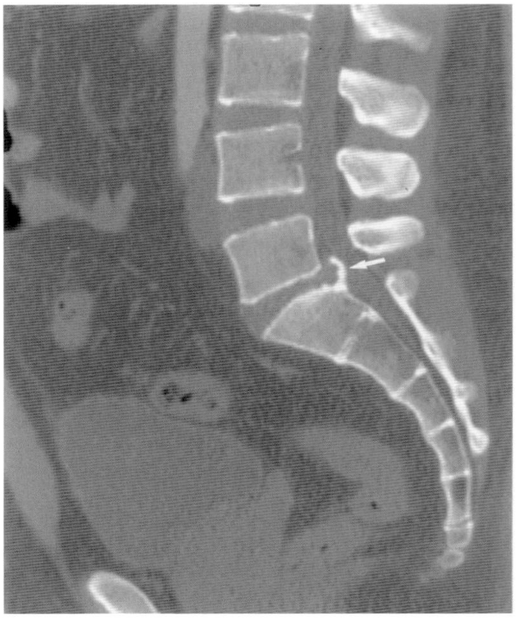

A

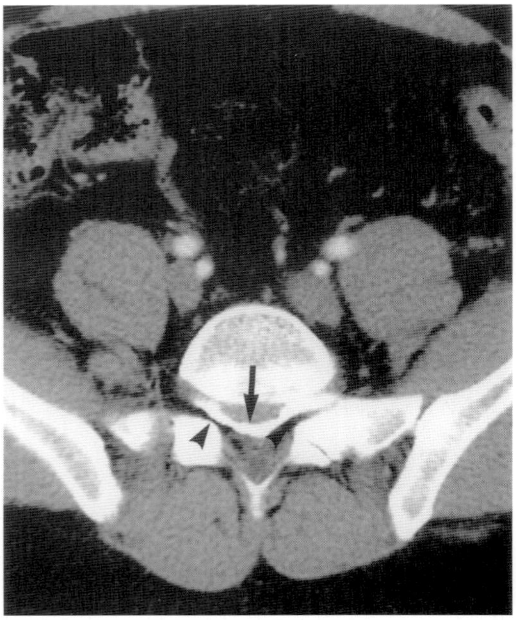

B

그림 5.27 정중 시상 CT영상. **(A)** S1으로부터 시작된 뒤쪽으로 돌출된 뼈곁돌기 (화살표). **(B)** 같은 환자의 축성 CT. 뒤쪽으로 돌출된 뼈곁돌기 (화살표)가 척주관까지 뻗어서 경질막을 침범하는 모습을 보여주고 있다. 심한 퇴행성 질환이 척추사이공간 (십자가 꼬리의 화살표)을 축소시켰다.

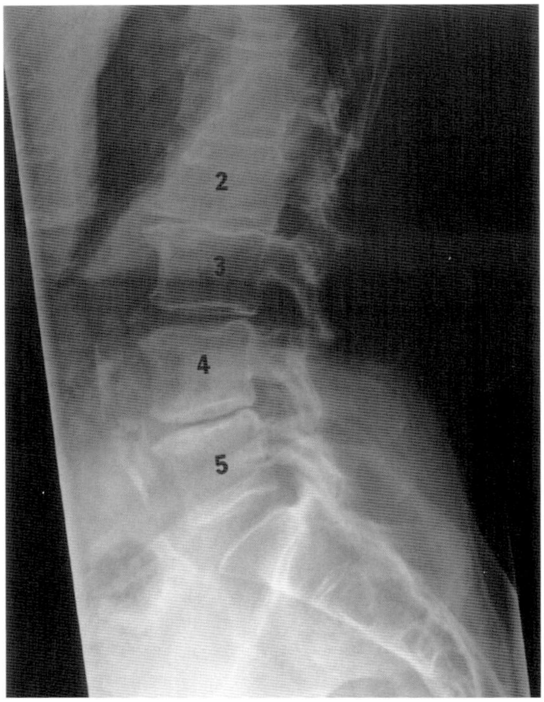

그림 5.28 L2-L3 원반 공간의 심각한 퇴행성 질환과 L4-L5 레벨의 진공 현상이 없는 보통 수준의 퇴행성 질환.

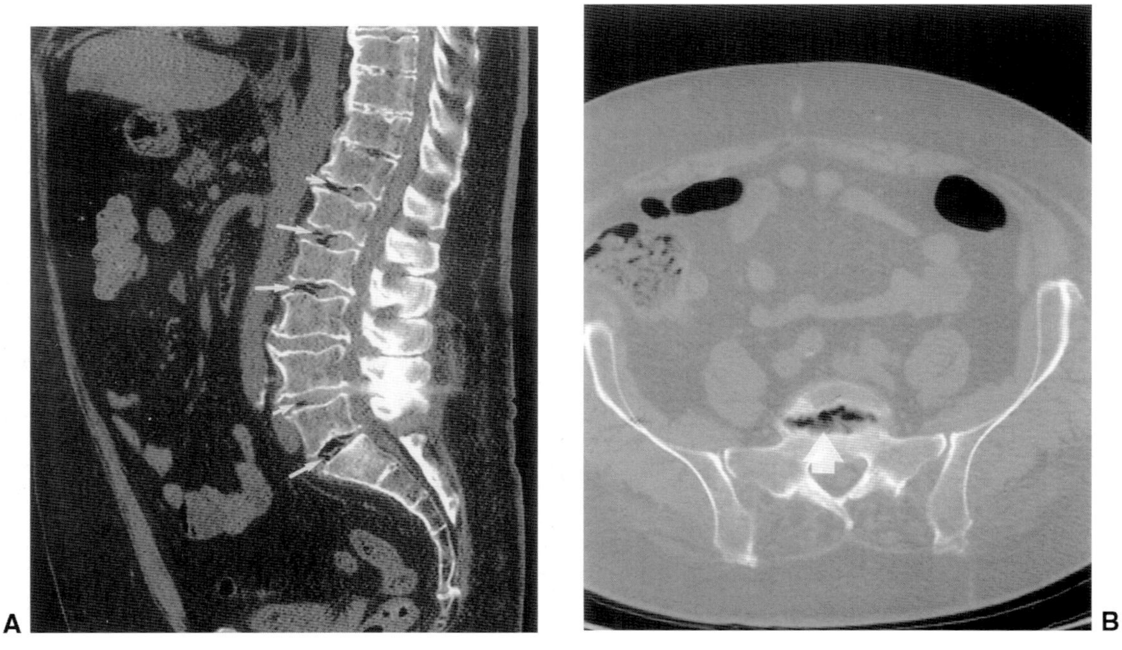

그림 5.29 허리뼈의 중앙시상 CT 영상. (A)는 여러 수준에서 발생한 투명한 (어두운) 진공 현상 (화살표)을 보여준다. 같은 환자의 허리엉치 원반 공간을 축성 CT 스캔한 영상인 (B)는 허리엉치 레벨에서 발생한 진공 결함 (화살표 머리)을 보여준다.

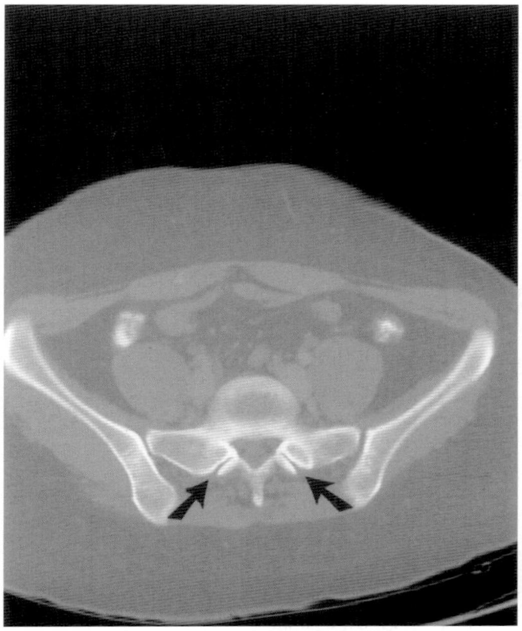

A

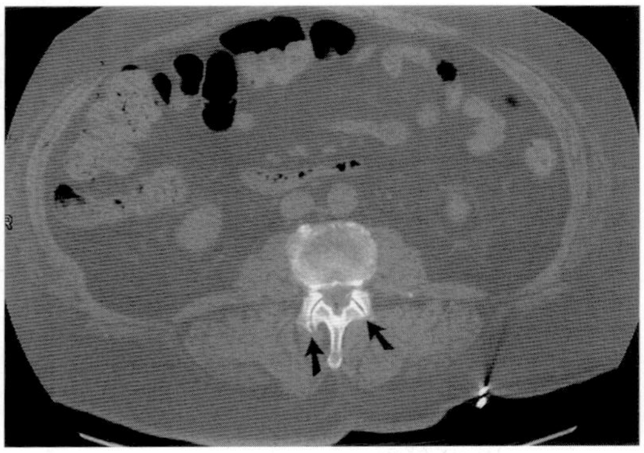

B

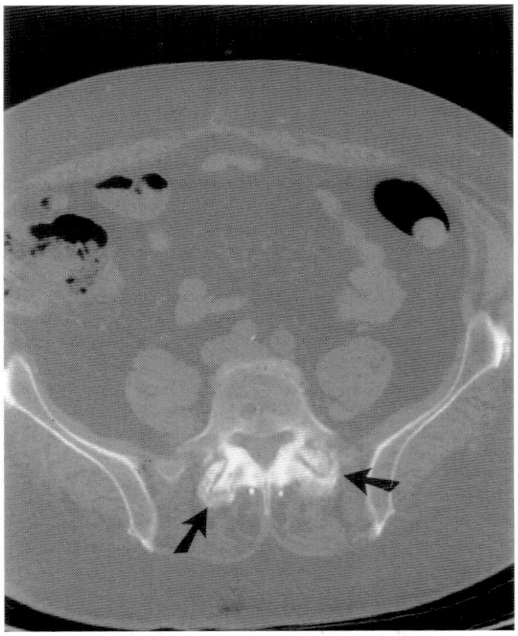

C

그림 5.30 허리엉치를 관통하는 축성 CT 영상 (A)은 정상 후관절 (화살표)을 보여준다. (B) 다른 환자들의 허리엉치 레벨을 촬영한 축성 CT 영상은 후관절 (화살표)에서 발생하는 보통 수준의 퇴행성 변화 (협착 및 반응성 경화증)를 보여주고 있다. (C)는 허리엉치뼈의 후관절 (화살표)에서 발생하는 퇴행성 질환을 보여주고 있다.

있는(그림 5.29) 심한 원반 공간 협소를 일으킨다. 후자의 경우는 나이트로겐이 축적된 생존불가능한 척추사이원반를 만들며, C, 영상에서 가장 잘 관찰된다(그림 5.30). DJD는 허리엉치뼈 레벨의 후관절에서도 가장 흔하게 일어난다. 이런 변화는 CT 영상에서 가장 잘 관찰될 수 있다(그림 5.30).

대사 질환 / METABOLIC DISEASE

강직척추염(AS)와 분산 특발성 과다뼈형성증은 매우 드물게 발생하는 대사 질환으로서 등뼈나 목뼈의 통증을 일으켜, 환자들은 물리치료를 종종 받는다.

AS는 HLA-B27이라는 이름의 보편적인 항원과 관련된 질병들의 집합이다. AS 외에도 이들 그룹에는 염증성 창자질환, 건선성 관절염, 라이터 증후군 등이 포함된다. 이 중의 어떠한 질환도 OA만큼 많이 발생하지 않는다. AS는 물리치료실에서 흔하게 볼 수 있는 질병이다.

강직성 척추염(AS)은 일반적으로 여성보다 남성에게서 많이 발생하고, 35세 쯤 처음으로 엉치엉덩관절에서 발생한다. 방사선 사진에서 AS는 양쪽 엉치엉덩관절의 대칭성 경화증을 가진다(그림 5.31). 강직성 척추염(AS)은 모든 척추 인대들이 골화되어 “대나무” 모양의 척추를 만든다. 인대의 골화로 인해 척추의 가장자리를 따라 가느다란 흰색 선이 형성된다. 그러므로 척추의 “대나무” 와 같은 모습은 AP 촬영과 측면 촬영(그림 5.32) 모두에서 관찰될 수 있다.

분산 특발성 과다뼈형성증(DISH)은 이름 그대로 원인을 알 수 없지만, 광범위하게 뼈들이 과다하게 형성되는 것을 의미하며, 물리치료실에서 많이 볼 수 있는 뼈관절염 중의 하나이다. 허리뼈의 측면 방사선 사진에서 DISH는 세 개 혹은 그 이상의 척추 부분을 포함하는 큰 연결 뼈곁돌기로 나타난다. 척추 가장자리가 아니라 척추몸통의 중앙 부분에서 시작하는 뼈곁돌기는 인대 증식체로도 불린다(그림 5.33). DISH의 이런 특징은 척추몸통의 가장자리에서 뼈곁돌기 발생하는 DJD과 척추 가장자리에서 인대의 골화로 발생하는 강직성 척추염과 구분짓는 특징이다(그림 5.32). 그 이름이 암시하듯이, DISH는 원인을 알 수 없고 증상이 발생하지 않는다.

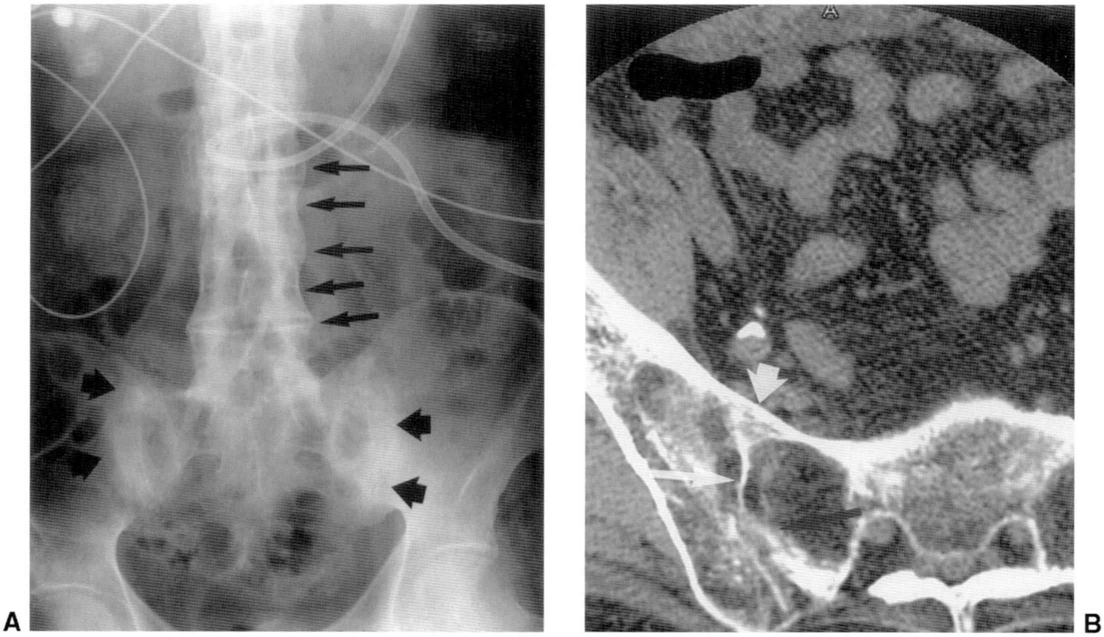

A B

그림 5.31 허리뼈와 골반의 AP 방사선 사진은 엉치엉덩골절 (검은색 화살표)과 매끄러운 기복에 따라 석회화된 척추몸통 (줄기달린 화살표)을 둘러싼 섬유조직이 융화되어 척추가 “대나무”처럼 생긴 강직성 척추염 (AS)을 보여준다 (**A**). 왼쪽 반골반의 CT 스캔 (**B**)은 앞엉치엉덩인대의 석회화 (넓은 흰색 화살표)와 융합된 엉치엉덩관절 (검은색과 흰색 화살표)을 보여준다.

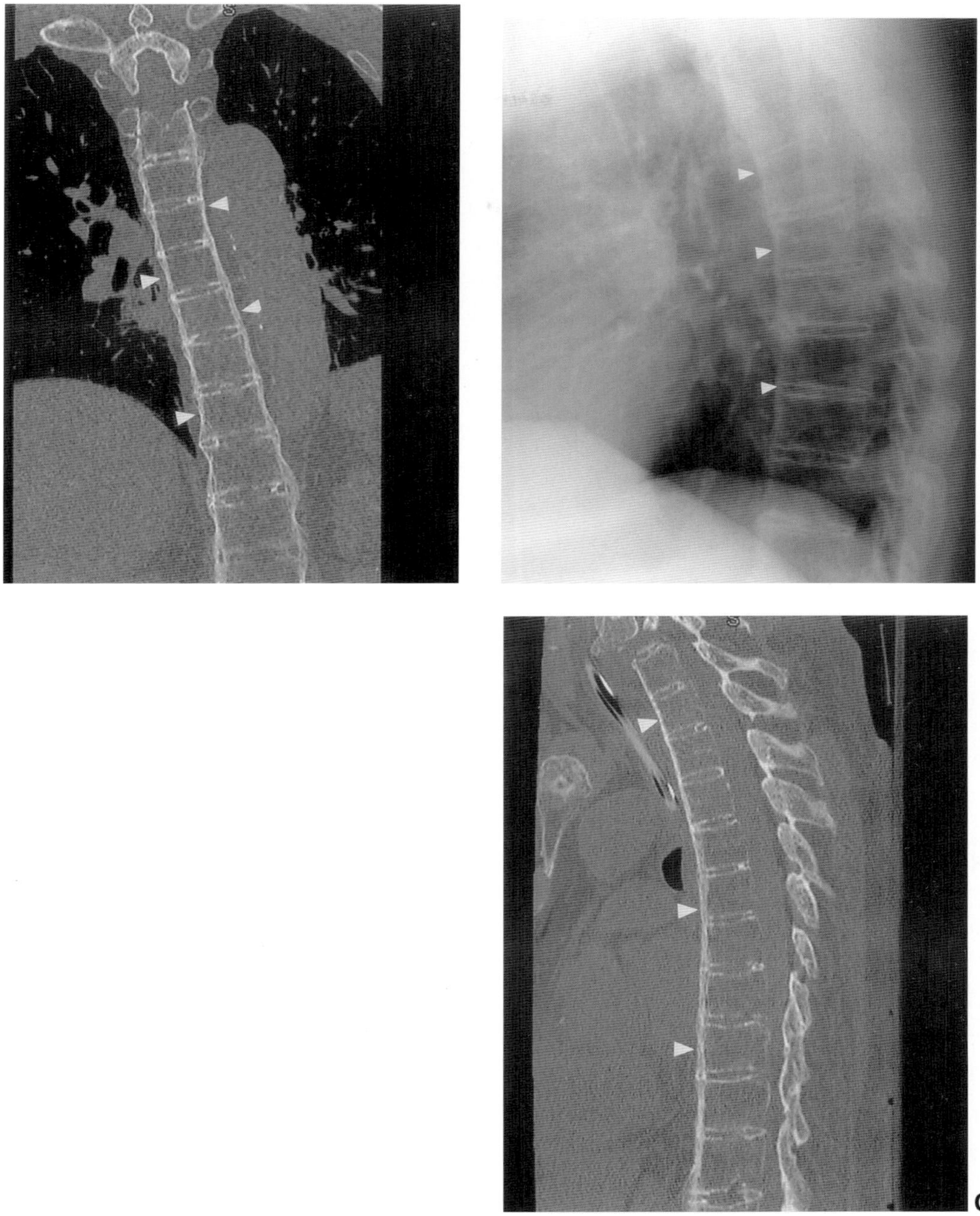

그림 5.32 관상면 CT 영상(A), 등뼈의 측면 방사선 사진(B)과 등뼈의 중앙시상 CT (C) 등뼈에서 발생한 AS를 보여주고 있다.

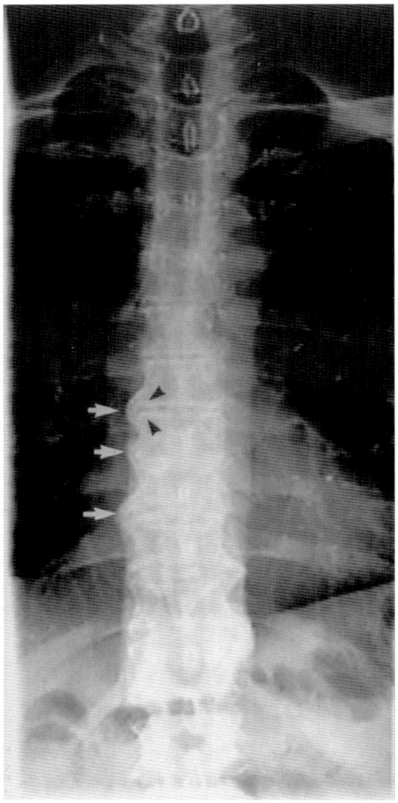

그림 5.33 분산 특발성 과다뼈형성증 (DISH). 이 환자의 등뼈 이마면 방사선 사진은 인대증식체 (흰색 화살표)의 전형적인 모습을 보여준다. 인대증식체는 척추몸통의 중앙에서부터 시작하며 척추몸통의 가장자리 (검은색 화살표머리)에서는 발생하지 않는다.

외상과 수술 이후의 변화

Posttraumatic and Postoperative Changes

물리치료실에서 자주 볼 수 있는 허리뼈의 척추몸통 골절으로는 뼈엉성증의 양쪽 오목골절(그림 5.34)과 단순 쐐기압박골절(그림 5.35 A와 B) 등이 있다. 단순 쐐기압박골절은 관련 척추몸통의 위쪽 종판에 국한되어 발생하고, 주로 굽힘 손상에 의해 발생된다. 단순 압박골절이 심하거나 시간 경과로 더욱 압박된다면, 척추몸통의 높이 소실은 뒤굽음증과 신장(키) 감소로 이어진다(그림 5.35C).

본 장에서는 물리치료 직무에서 자주 만날 수 있는 허리뼈 수술 이후의 다양한 변화에 대해 간단히 설명하고자 한다(그림 5.16B). 척추층판절제술이나 척추 융합술(그림 5.36) 없거나 척추 융

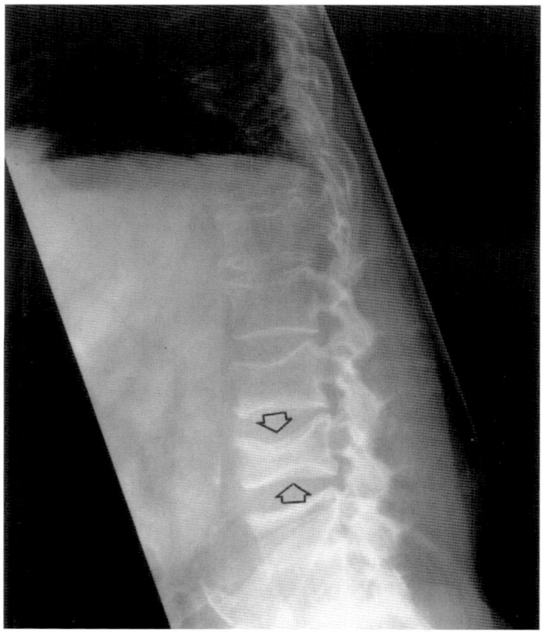

그림 5.34 뼈엉성증 골절은 양쪽 면이 오목해진다는 특징이 있다 (속이 빈 화살표).

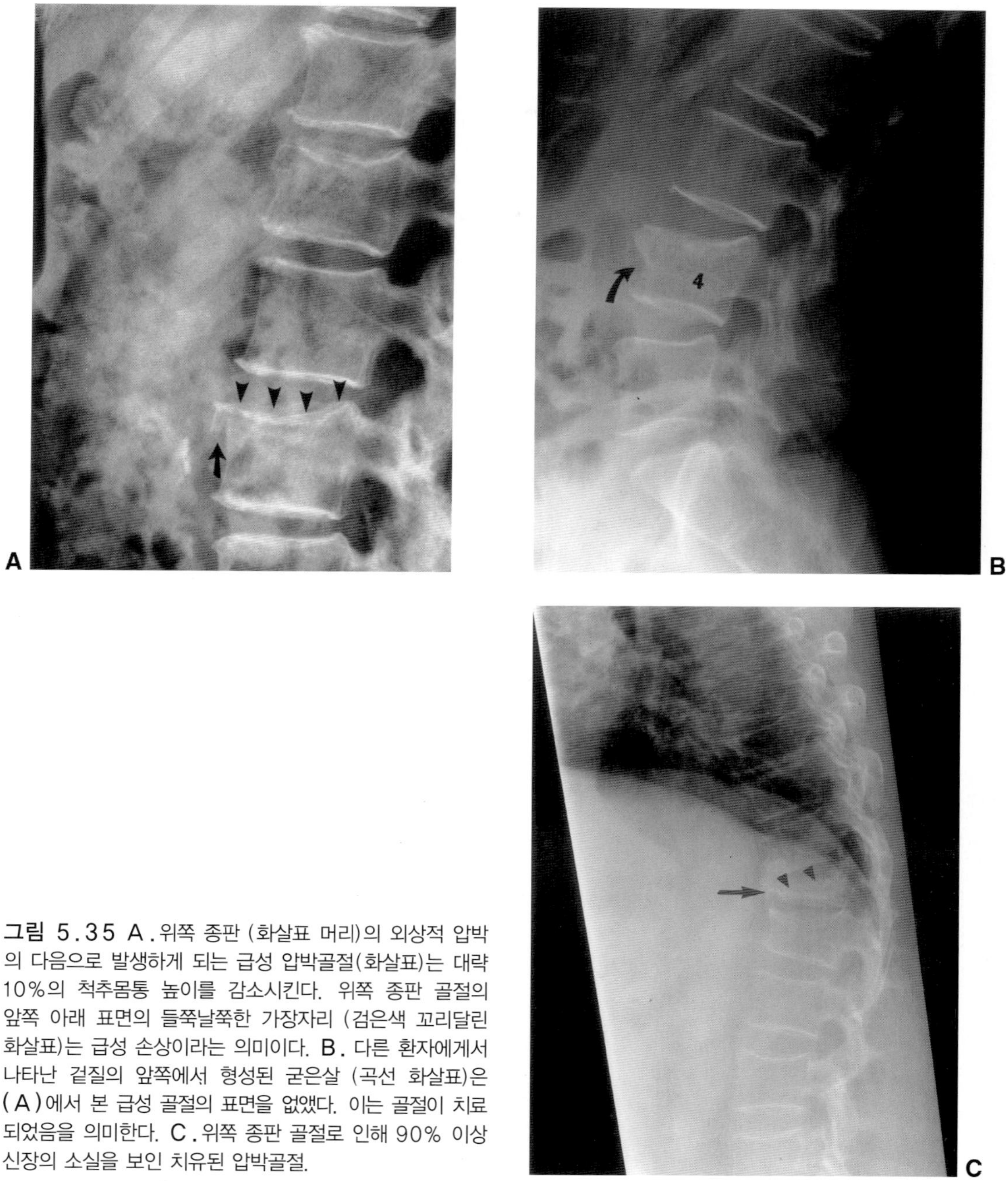

그림 5.35 **A.** 위쪽 종판 (화살표 머리)의 외상적 압박의 다음으로 발생하게 되는 급성 압박골절(화살표)는 대략 10%의 척추몸통 높이를 감소시킨다. 위쪽 종판 골절의 앞쪽 아래 표면의 들쭉날쭉한 가장자리 (검은색 꼬리달린 화살표)는 급성 손상이라는 의미이다. **B.** 다른 환자에게서 나타난 겉질의 앞쪽에서 형성된 굳은살 (곡선 화살표)은 (A)에서 본 급성 골절의 표면을 없앴다. 이는 골절이 치료되었음을 의미한다. **C.** 위쪽 종판 골절로 인해 90% 이상 신장의 소실을 보인 치유된 압박골절.

합술과 복합되어(그림 5.37) 사용될 때 척추사이 원반 블록이 이용될 수 있다. 뼈 조각(bone chip, 그림 5.38)은 대개 기계적 융합을 증대시키기 위해 사용된다. 치유됨에 따라, 뼈 조각은 융합을 더욱 강하게 만드는 견고한 이식을 만들어 낸다.

척추성형술(그림 5.40과 5.41)은 통증관리로도 사라지지 않는 통증을 완화하기 위해 폴리에탈크릴산 메틸이라는 "시멘트"를 척추몸통에 주입하는 과정이다.

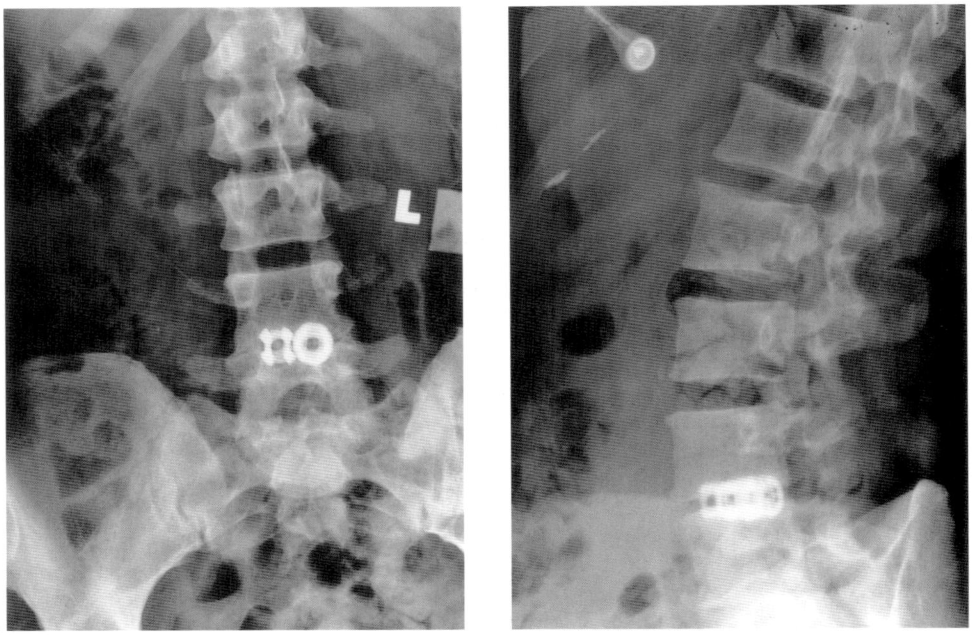

A B

그림 5.36 허리뼈의 이마면 사진(A)과 측면 사진(B)에서 나타난 척추사이원반 블록.

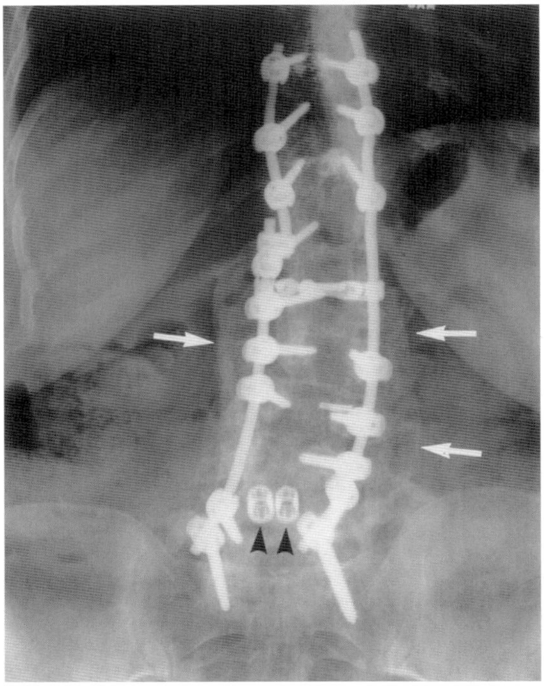

그림 5.37 L4–L5의 양측 뼈이식 (화살표)과 원반 블록 (화살표 머리)과 융합된 막대와 나사.

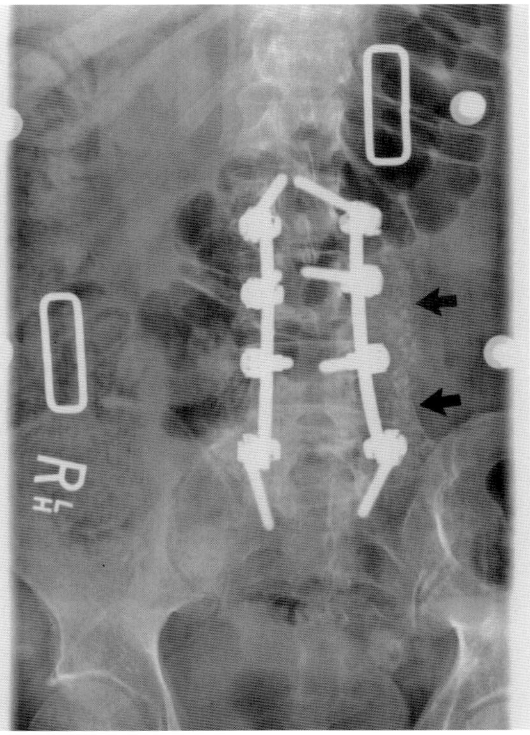

그림 5.38 최근에 시행한 막대와 나사의 융합. 각각의 뼈 조각 (검은 화살표)이 방사선 사진상으로 확인된다.

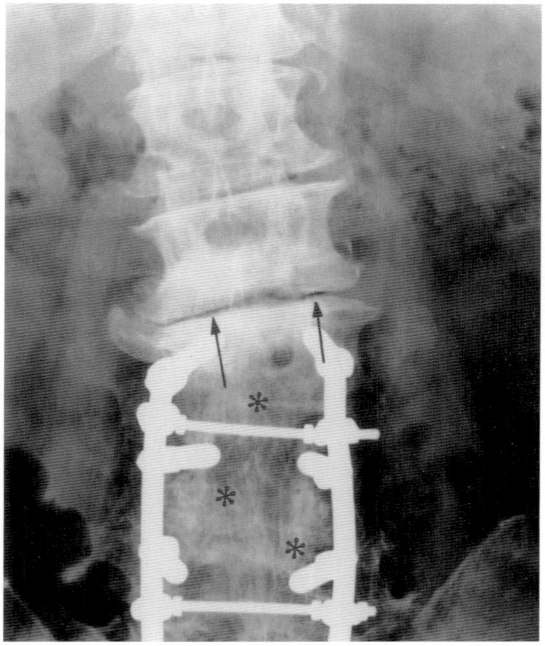

그림 5.39 층판절제술 이후의 견고한 뼈 융합 (별표)과 심각하게 퇴행된 L2-L3 원반공간에 진공 결함 (화살표)을 가진 L3-S1의 뒤쪽 융합.

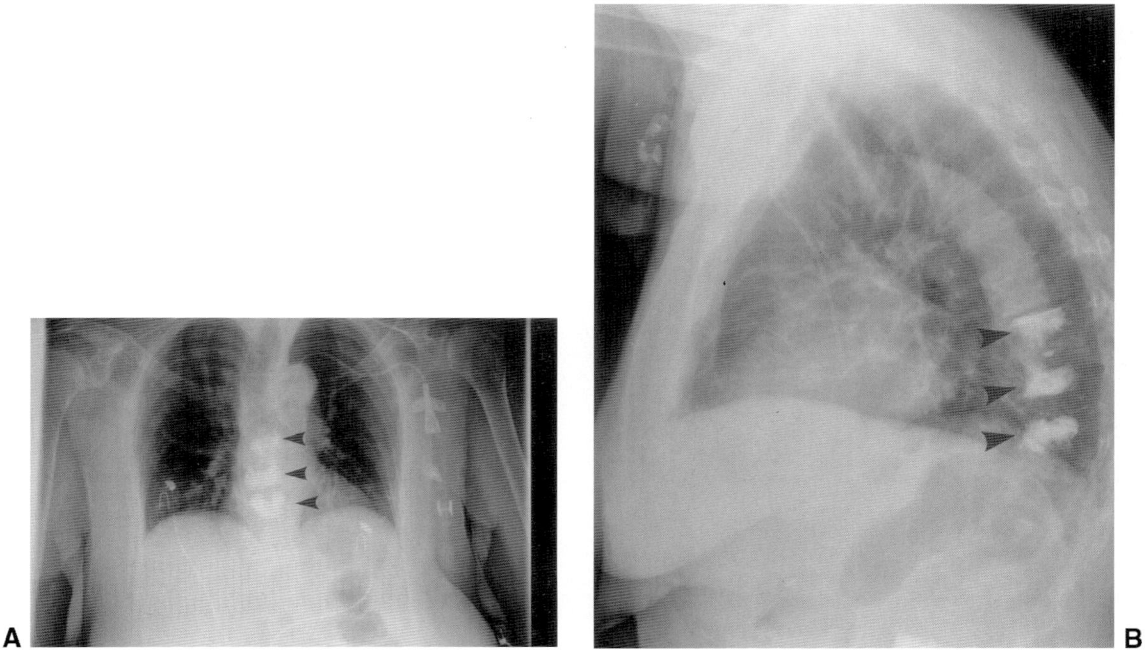

그림 5.40 아래쪽 등뼈의 관절성형술. 이마면 사진(A)과 측면 사진(B).

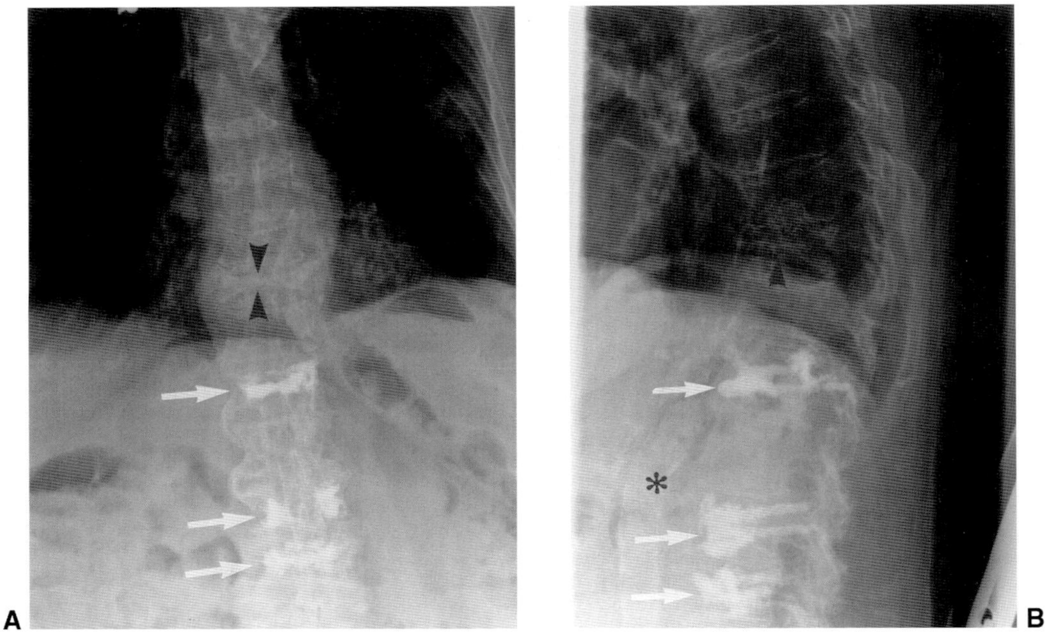

그림 5.41 이마면 (A)과 측면 (B) 촬영으로 본 다양한 허리뼈 관절성형술. 아래쪽 허리뼈는 뼈엉성증 골절 (화살표 머리)로 인해 심각하게 붕괴되었다. 배대동맥 (별표)이 석회화되었다.

제 6 장 엉덩관절(고관절) / Hips

방사선 검진과 정상 해부학

Radiographic Examination and Normal anatomy

엉덩관절은 골반의 한 구성 요소이지만, 골반과는 별개로 다룰 필요가 있는데, 그 이유는 엉덩관절이 골반의 나머지 부분과 분리되고 또 엉덩관절에만 발생하는 질병과 손상이 있기 때문이다.

엉덩관절의 방사선 검사 사진(그림 6.1)은 양쪽 엉덩관절을 포함한 골반의 AP 방사선 사진, 앞쪽과 가쪽돌림된 개구리 다리 자세 사진, 그리고 임상적으로 침범된 엉덩관절을 가쪽으로 벌림한 고샅부위의 사진이다.

엉덩이와 골반의 AP 방사선 사진은 환자를 눕힌 후 중앙 X-선 빔을 배꼽과 두덩결합 사이의 중간에 조준하여 촬영된다. 이 촬영은 엉덩뼈능선에서 궁둥뼈결절까지 이르는 골반 전체(그림 6.1A)를 포함한다. 관련 골반부의 직선 AP 촬영은 X-선 빔을 엉덩관절에 조준하여 촬영(그림 6.1B)하거나 관련 다리 부위를 최대한 가쪽돌림한 후 중앙 빔을 엉덩관절에 조준하여 촬영한다.

벌림된 엉덩관절의 진짜 측면 사진("사타구니")은 임상적으로 넙다리뼈목골절이 의심되는 환자에게 매우 중요한데, 이런 촬영 기법은 AP 촬영과 함께 뼈 조각 정렬에 대한 직각 사진을 제공할 수 있으며, 수술 후 내적 고정장치의 위치를 알 수 있도록 한다. 이 촬영 기법은 촬영 기사와 환자 모두에게 매우 어려운 작업이지만, 엉덩관절의 직각 사진과 몸쪽 넙다리뼈 사진은 환자를 제대로 관리하는데 필수적이기 때문에, 환자의 조건이 충족되면 반드시 촬영해야 한다. 고샅(사타구니) 측면 사진은 환자를 눕힌 후(기대어 눕히거나), 반대쪽 엉덩관절을 90°로 굽힘하고 허벅지와 직각이 되도록 자세를 잡고 촬영할 수 있다. 이때 그 다리의 발뒤꿈치를 상자나 의자 위에 올려놓는다.

들어올려진 다리의 측면에 X-선 튜브를 놓고, 중앙 빔을 고샅 주름과 평행되게 촬영하고자 하는 엉덩관절에 조준한다. X-선 판은 촬영될 엉덩관절의 고샅 주름과 직각으로 배치한다(그림 6.1D). 앞에서 언급했듯이, 이런 촬영 기법은 넙다리뼈목 골절을 겪는 환자들에게 특히 중요하다.

엉덩관절은 해부학상으로 절구와 넙다리뼈머리로 구성되지만, 실질적인 엉덩관절에는 넙다리뼈목과 큰뼈돌기와 작은뼈돌기가 포함된다 (그림 6.1A와 B).

물리치료 의뢰를 필요로 하는 의학적/외과적 조건으로는 퇴행성 관절질환(DJD: 수술 전 후 모두 포함), 대사 질환과 엉덩관절성형술 등이 있다.

병리

Pathology

퇴행성 질환 / DEGENERATIVE DISEASE

엉덩관절에서 발생한 DJD의 방사선 사진의 징후는 앞의 다른 관절들과 마찬가지이다. 관절공간이 협소해지고, 절구와 넙다리뼈머리의 인접한 표면에서 반응성 경화증이 발생하고 뼈엉성증과 치구낭포 형성과 같은 징후들이 나타난다. DJD각 악화되는 진행은 그림 6.2에서 6.9까지 나타나 있다.

무혈성 괴사 / AVASCULAR NECROSIS

넙다리뼈머리의 무혈성 괴사(AVN)는 비만인, 그 중에서도 특히 신장부전을 앓은 성인 여성들

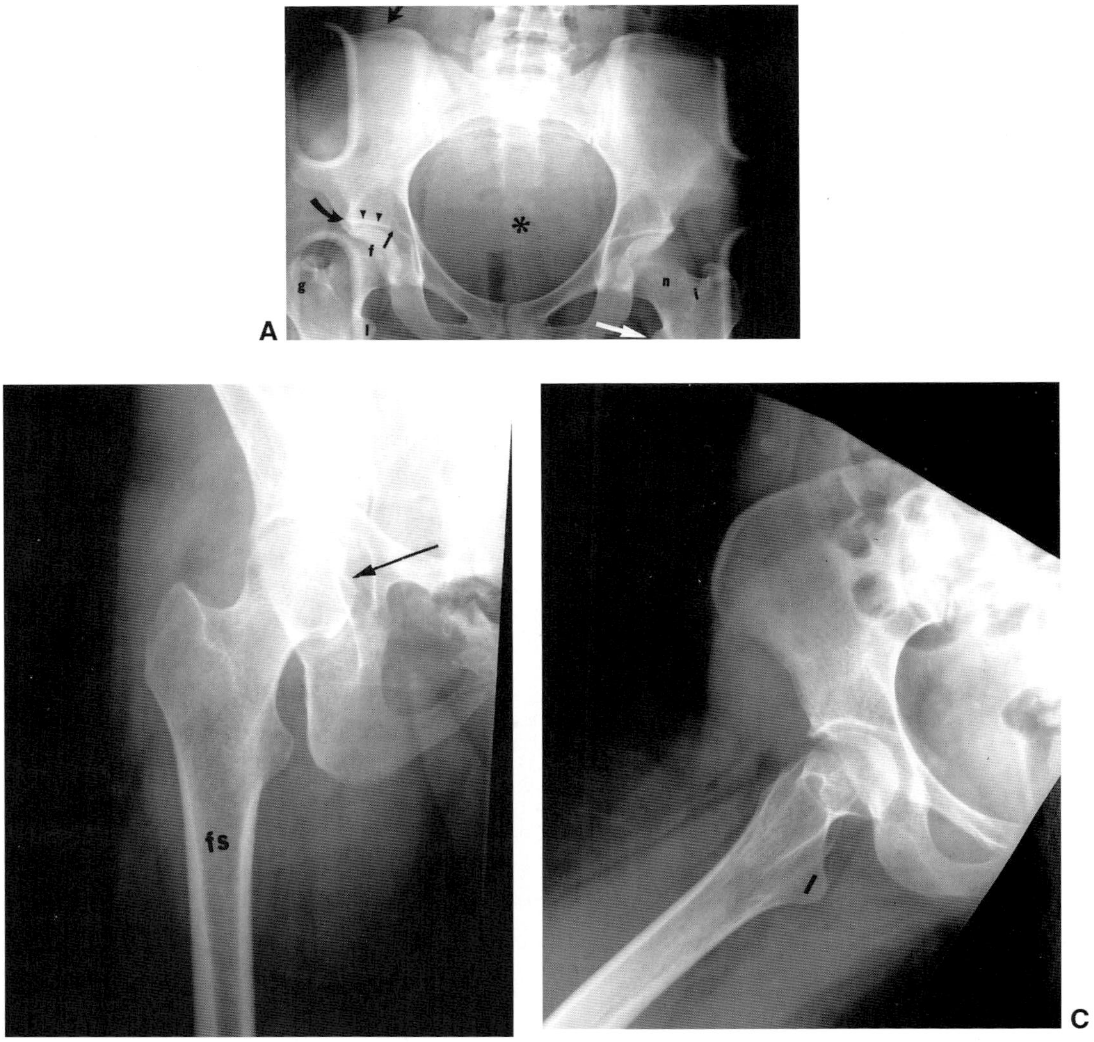

그림 6.1 엉덩관절과 골반의 AP 방사선 사진(A)은 엉덩뼈능선 (화살표)에서 궁둥뼈결절 (흰색 화살표)까지 포함한다. 척추관의 중앙에 있는 타원 모양의 투명한 부위 (별표)는 산도이다. 절구 천장의 겉질 (화살표머리)은 절구의 다른 쪽의 벽보다 밀도가 더 높은데 (더 하얗다), 이것은 그 부위가 절구의 무게를 지탱하기 때문이다. 천장의 가쪽 가장자리 (곡선 화살표)는 "선반 가장자리"로 불린다. 넙다리뼈목 (f)과 절구 사이의 관절 공간은 단일한 너비를 가지고 있으며, 체중부하 겉질의 두께는 정확히 한정된다. 체중부하 겉질의 안쪽 범위를 결정하는 패임 (작은 화살표)은 "절구 패임"이라고 불리는 정상적인 구조이다. 넙다리뼈목은 (n), 돌기사이선은 (i), 큰뼈돌기는 (g), 작은뼈돌기는 (l)로 표시된다.

엉덩관절의 AP 방사선 사진(B)은 같은 구조를 보여주고 있고, 또 "중심의 작은오목"으로 불리는 넙다리뼈머리 (줄기 달린 화살표)의 패임을 포함한다. (fs)는 넙다리뼈몸통이다. 개구리 다리 촬영 사진(C)에서, 작은뼈돌기는 (l)로 표시된다.

에게서 보편적으로 발견된다. AVN은 엉덩관절 통증의 보편적인 원인이다. 방사선 사진 상으로 넙다리뼈목의 변화가 쉽게 확인될 수 있다.

AVN라는 진단을 받았다면, 적절한 의학적 처치나 수술적 처치가 물리치료 의뢰 없이 이루어질 수 있다. 따라서 AVN의 방사선 영상을 제시하지 않았다.

그림 6.10은 엉덩관절 공간에서 발생한 뼈연골증(유리체)의 예를 보여준다. 엉덩관절 통증이 발생하면, 환자에게 물리치료를 받도록 권장한다.

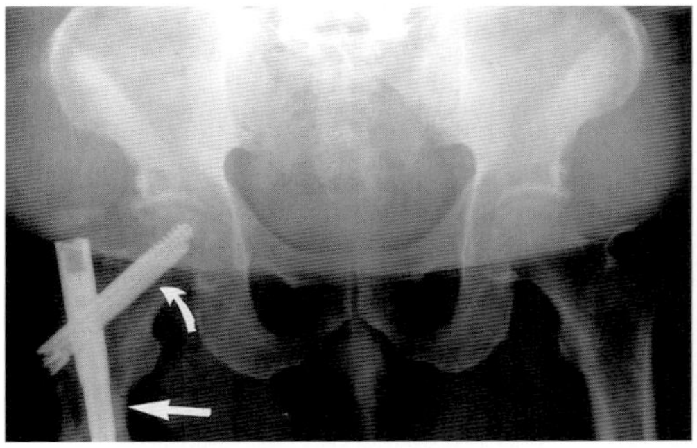

D1

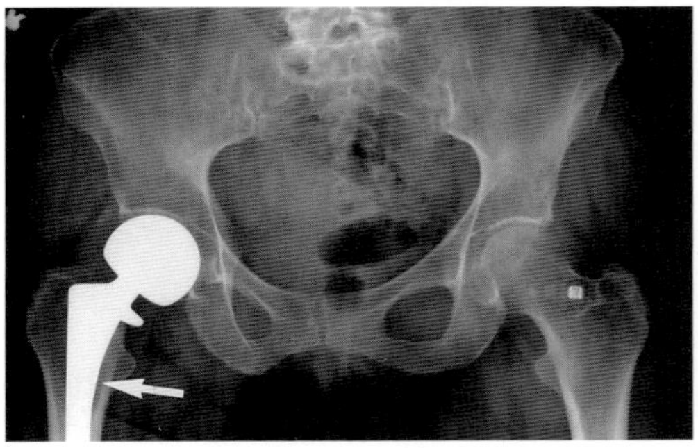

E1

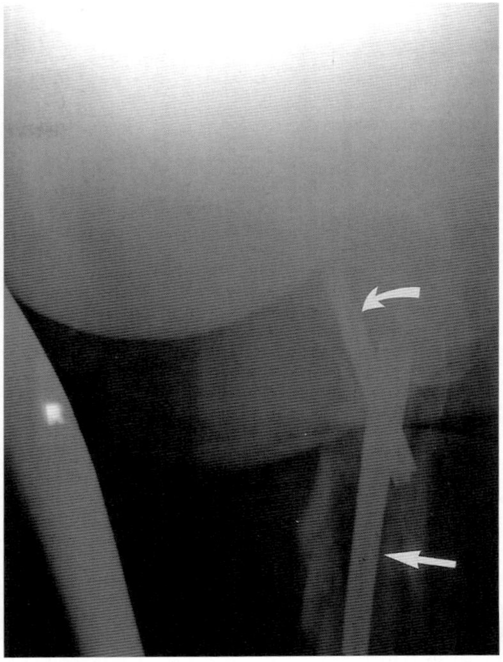

D2

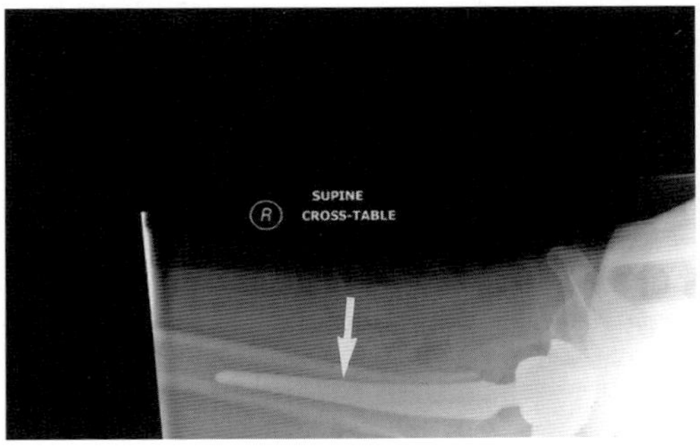

E2

그림 6.1 *(계속)* 그림 D1과 D2는 각각 이마면 시잔과 고샅의 측면 사진이다. 척수내 막대 (직선 화살표)로 내적 고정되고, 두 개의 나사 (곡선 화살표)로 내적 고정된 넙다리뼈목골절을 가지고 있다. 그림 E1과 E2는 각각 넙다리뼈목을 인공적으로 삽입해야 했던 환자의 이마면 사진과 고샅의 측면 사진이다.

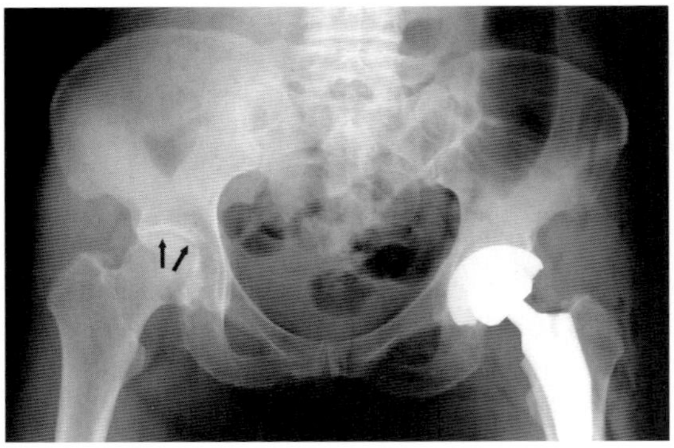

그림 6.2 경미한 DJD. 오른쪽 엉덩관절의 공간이 정상의 엉덩관절보다 약간이지만 확연하게 좁아져 있다 (화살표). 이것은 관절연골의 부피 손실을 의미한다. 그림 6.1의 정상구조와 비교해 보자. 왼쪽 엉덩관절은 완전 관절성형술을 받은 경우이다.

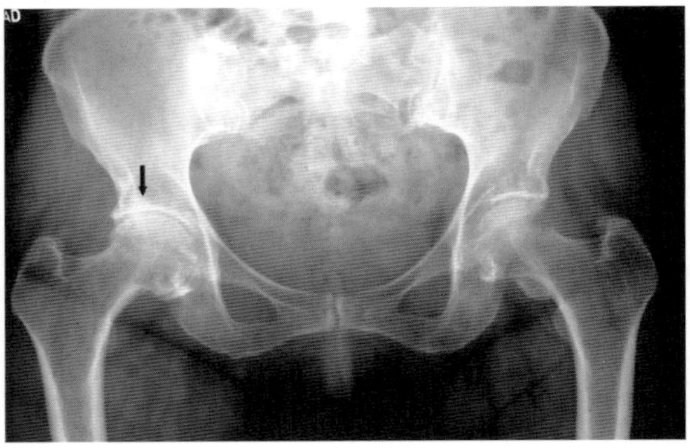

그림 6.3 절구의 천장 (화살표)에서 확실한 협착 현상이 조기 반응성 경화증과 함께 진행되고 있다. 정상의 왼쪽 엉덩관절의 그림과 비교해 보자.

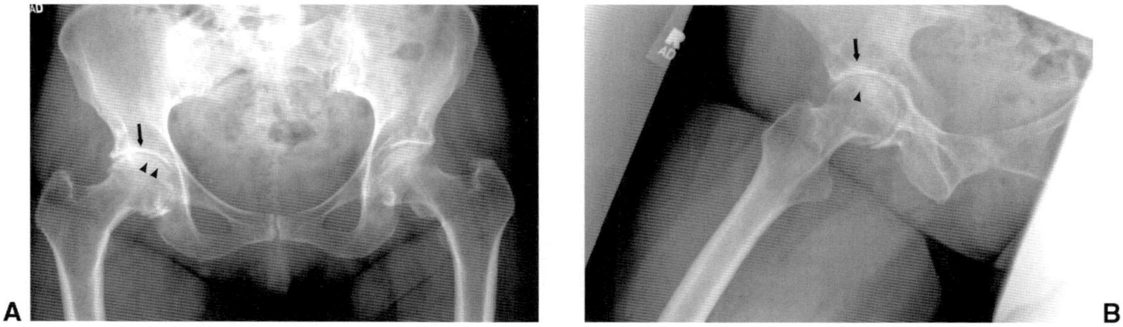

그림 6.4 이마면 사진 (A)을 보면, 오른쪽 엉덩관절이 좁혀졌고 반응성 경화증이 절구의 천장 (화살표)에서 발생했으며, 경미한 치구낭포 (화살표 머리)가 오른쪽 넙다리뼈머리의 겉질밑 부위에서 형성되었다. (A)에 나타난 모든 변화는 개구리 다리 촬영 사진 (B) 보다 잘 확인된다.

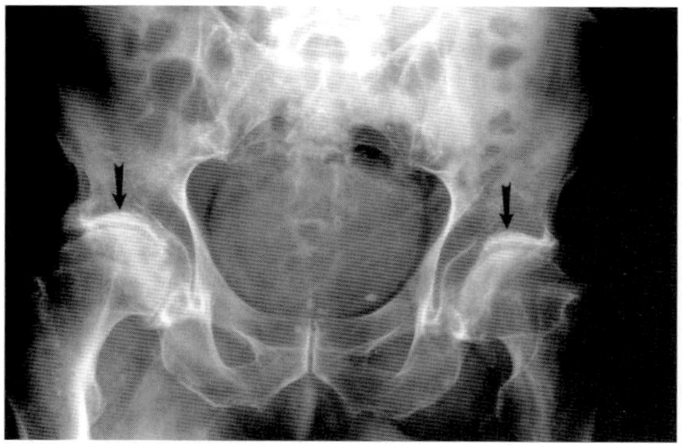

그림 6.5 양쪽 절구의 천장에서 발생한 뚜렷한 반응성 경화증 (화살표).

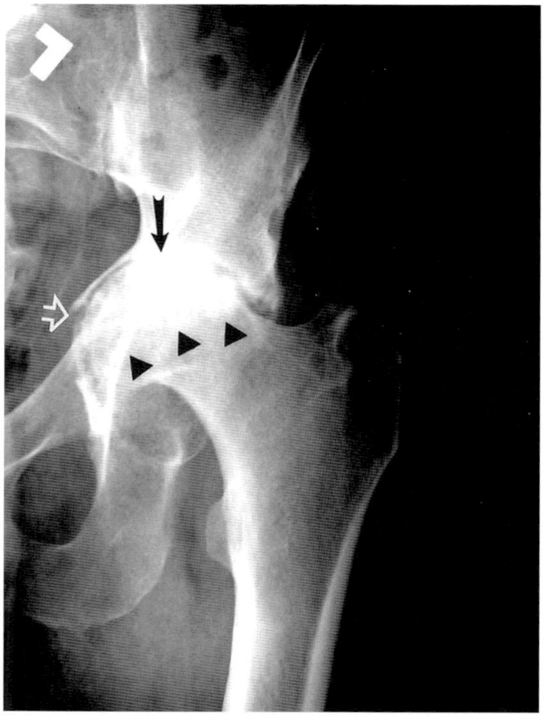

그림 6.6 왼쪽 엉덩관절의 뚜렷한 DJD는 관절 공간 (화살표)의 완전한 손실을 보이고, 치구낭포가 형성된 넙다리뼈머리에서 확장성 경화증 (화살표 머리)이 발생하고, 또 골절된 절구 안쪽벽 절구 (속이 빈 화살표)를 통해 넙다리뼈머리가 돌출되었다.

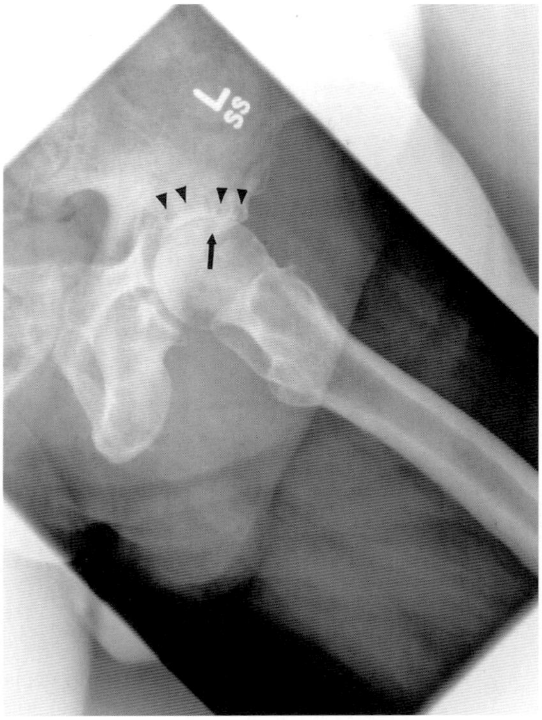

그림 6.7 관절 공간의 협소, 절구 (화살표머리)와 넙다리뼈머리 (화살표)에 형성된 다중의 치구낭포 등이 뚜렷하게 보이는 DJD.

A 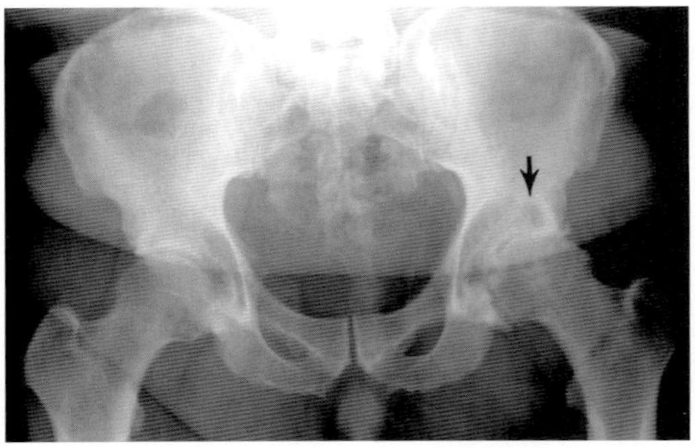

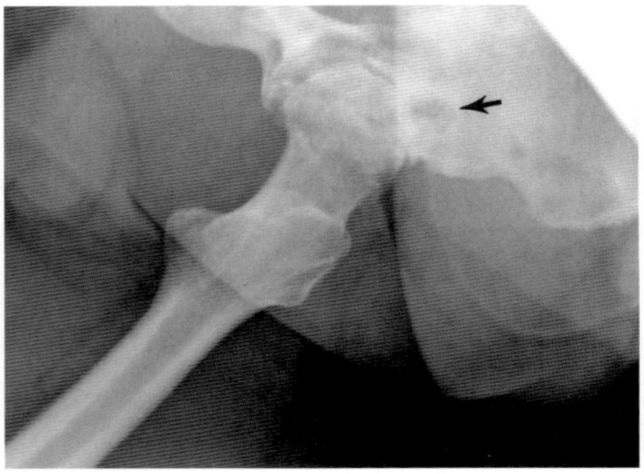 B

그림 6.8 이마면 사진(A)과 개구리다리 사진(B)을 통해 절구의 천장에서 큰 치구낭포가 형성된 것을 볼 수 있다.

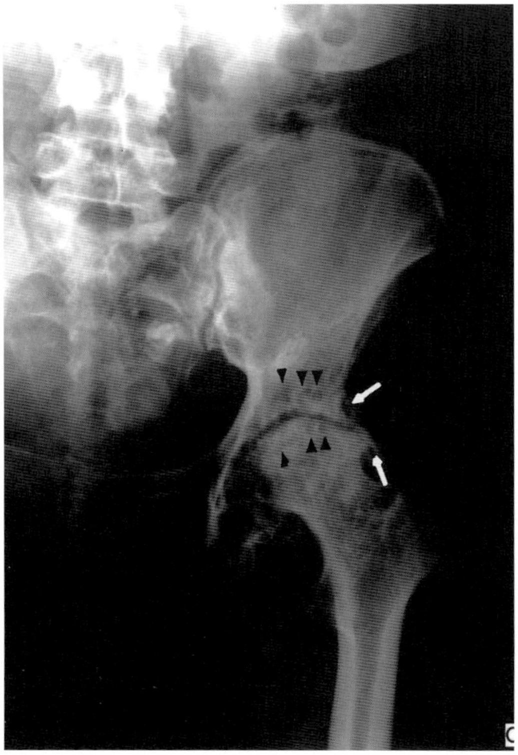

그림 6.9 왼쪽 엉덩관절에서 발생한 심각한 수준의 확장된 DJD. 이 환자의 경우, 관절 공간이 꽤 잘 유지되었다. 절구의 겉질과 넙다리뼈머리는 완전히 파손되었으며, 절구의 천장과 넙다리뼈머리 (화살표 머리)에서 여러 개의 치구낭포가 형성되었다. 절구와 넙다리뼈머리 (화살표)의 가쪽 가장자리에서부터 뼈엉성증이 시작되고 있다.

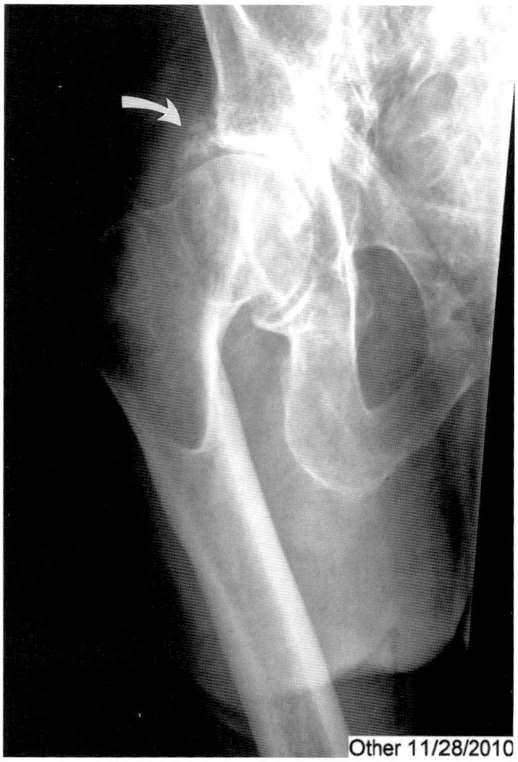

그림 6.10 오른쪽 엉덩관절 공간에 유리체 (곡선 화살표)가 보인다.

외상과 수술 이후의 변화

Posttraumatic and Postoperative Changes

절구와 엉덩관절 둘 다는 관혈적 정복법과 내고정술(open reduction and internal fixation: ORIF)을 필요로 하는 골절을 당하기 쉽다. 여기에 추가로, AVN이 악화되거나 심각한 DJD가 발생할 경우에는, 그림 6.11에서 그림 6.15까지 보여지는 다양한 종류의 인공관절로 넙다리뼈목을 교체해야 할 것이다.

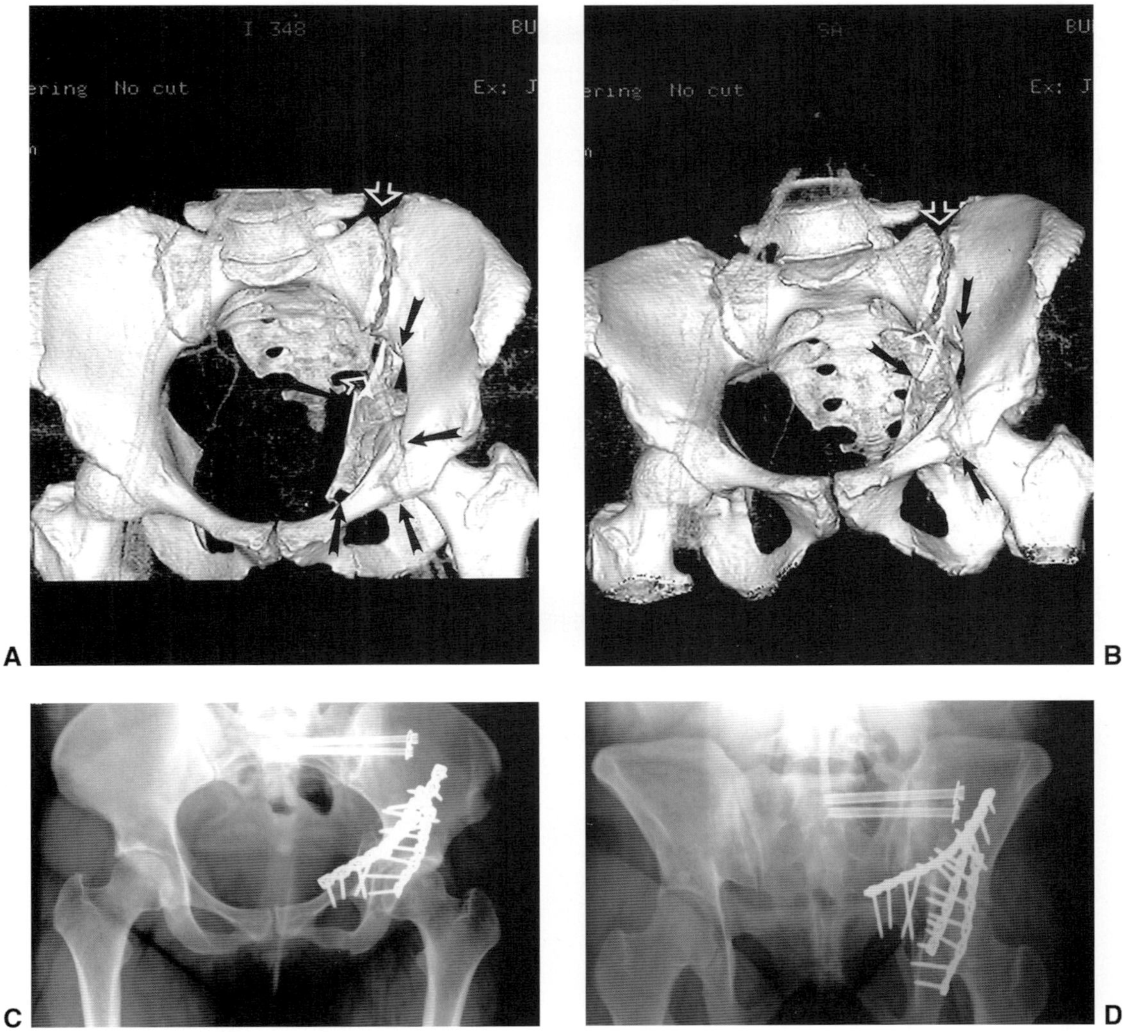

그림 6.11 이 환자는 왼쪽 절구 (화살표)의 복합골절과 왼쪽 엉치엉덩관절 (속이 빈 화살표)의 분리를 겪고 있다. 이런 증상들은 3-D로 재구성된 이마면 촬영(A)과 골반입구 촬영 (B)에서 나타난다. (C)와 (D)에서는 유연한 플랫과 나사로 내적 고정된 절구 골절과 두 개의 가로 나사로 정복되고 고정된 왼쪽 엉치엉덩관절을 이마면 촬영과 골반입구 촬영한 경우이다.

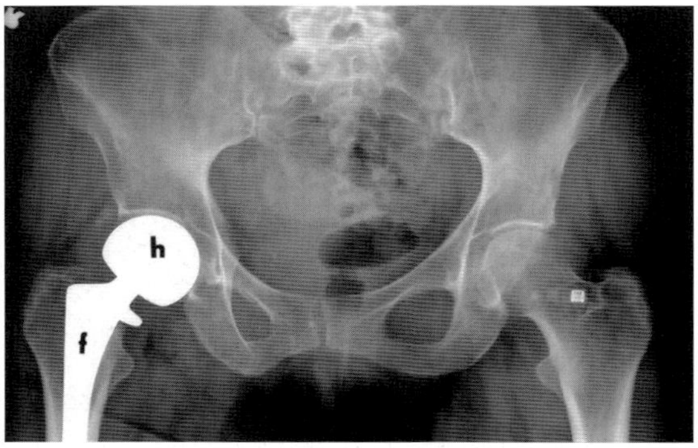

그림 6.12 이 환자는 오른쪽 넙다리뼈머리를 인공관절로 대체한 관절성형술을 받았다. 넙다리뼈머리는 (h), 넙다리뼈는 (f) 로 표시되었다. 인공관절의 머리부분은 정상의 넙다리뼈머리처럼 절구 안에서 자유롭게 움직일 것이다. 수술을 할 때 손상된 넙다리뼈머리는 넙다리뼈목과 함께 돌기사이선을 따라 제거되었다.

A 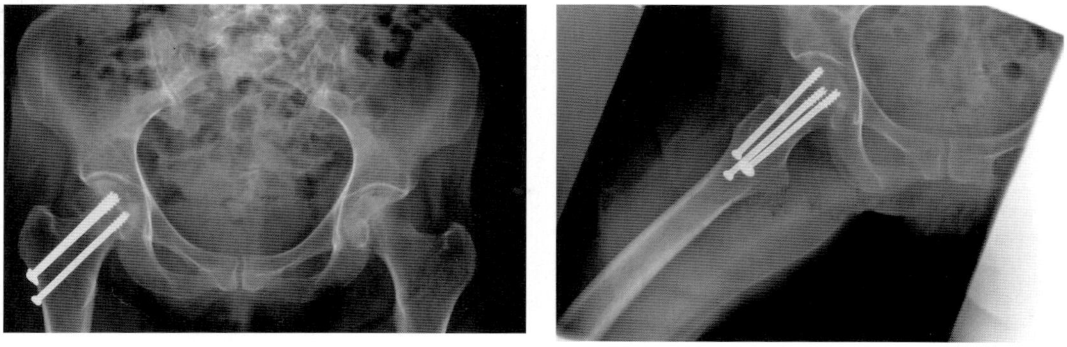 B

그림 6.13 이 환자는 경미하게 변위된 넙다리뼈목골절을 당했고 피부를 통해 삽입된 세 개의 나사로 골절을 고정했다. 이마면 촬영 (A)과 개구리다리 촬영 (B)에서 봤을 때 파편은 해부학적으로 정렬되었다.

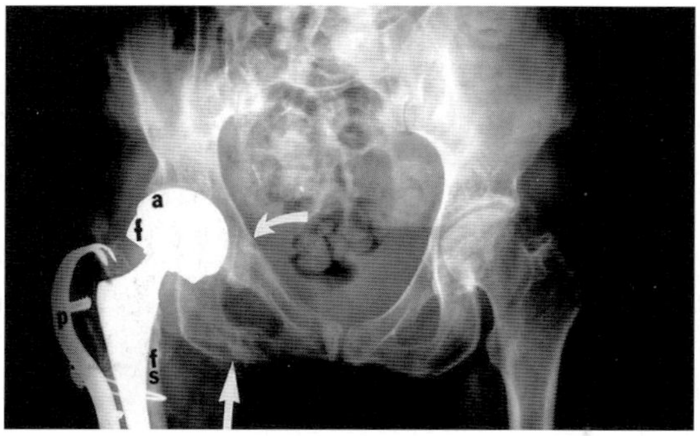

그림 6.14 이 환자는 완전 관절성형술을 받았다. 삽입된 부분은 절구 요소(a)와 넙다리뼈 요소(f)로 구성된다. 이 두 부분들의 인공관절의 삽입을 위해, 넙다리뼈머리와 넙다리뼈목을 제거하고 절구의 관절 면을 넓혀야 한다. 절구 요소(a)는 절구의 새로운 관절면을 말한다. 넙다리뼈요소(f)는 절구의 컵에 맞는 둥근 모양의 몸쪽 말단을 포함한다. 넙다리뼈 요소(f)의 말단부는 넙다리뼈몸통(s)에 삽입된다. 흰색 화살표는 예전에 이미 치료된 골절 부위를 가리킨다. P는 유연한 판을 의미한다.

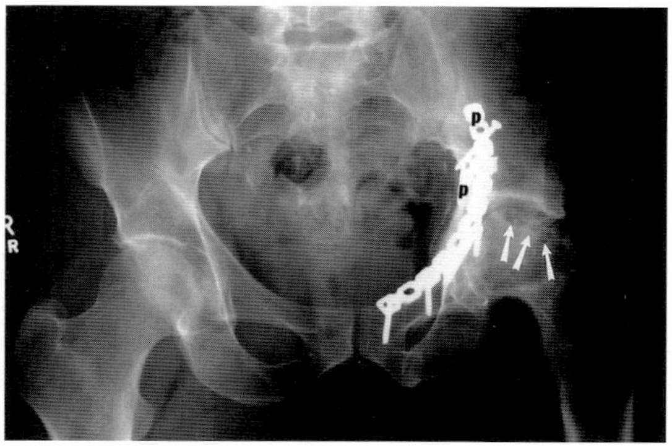

그림 6.15 왼쪽 절반의 골반 골절을 유연한 플랫과 나사로 내적 고정한 경우이다. 흰색 화살표는 왼쪽 넙다리뼈머리의 치구낭포를 가리킨다.

제 7 장

무릎 / Knee

방사선 검진과 정상 해부학

Radiographic Examination and Normal Anatomy

무릎은 넙다리뼈 먼쪽과 정강뼈 몸쪽, 무릎뼈, 종아리머리로 구성된다. 추가적으로 중요한 것은 무릎의 연부조직 요소들인 인대와 관절연골이다. 인대로는 앞십자인대/뒤십자인대, 안쪽곁인대/가쪽곁인대, 무릎위인대와 무릎아래인대가 있고, 반달판(안쪽과 가쪽)을 포함한다.

일반적인 무릎의 방사선 검진으로는 앞뒤 촬영(AP)(그림 7.1A), 측면 촬영(그림 7.1B), 안쪽돌림된 사선 촬영(그림 7.1C) 등이 있다. 통증이나 갈리는 느낌이나 모래가 들어 있는 느낌이 나면 축성 촬영("일출 모양")(그림 7.1D)으로 진행할 수 있다.

무릎관절의 뼈 요소로는 안쪽관절융기와 가쪽관절융기, 넙다리뼈 융기사이패임, 정강뼈 몸쪽끝단, 안쪽정강뼈고원과 가쪽정강뼈고원, 안쪽융기가시와 가쪽융기사이가시가 시작되는 융기사이융기 등이 있다. 무릎관절을 촬영하는 모든 기법은 무릎뼈가 먼쪽 넙다리뼈의 융기사이패임과 겹친다. 무릎뼈의 축성 촬영 사진은 가쪽(앞쪽) 겉질면과 뒤쪽면의 안쪽오목면(facet)과 가쪽오목면(facet)을 선명하게 보여준다.

무릎관절은 뼈대 구조물과 관절주머니 위의 연부조직과 관절주머니 내부의 연부조직을 포함하고 있다. 일반적으로, 무릎관절의 공간은 넙다리뼈 먼쪽끝단과 정강뼈 몸쪽끝단 사이의 공간이다. 그러나 해부학상으로 관절 공간은 넙다리뼈 먼쪽끝단과 정강뼈 몸쪽끝단을 둘러싸고 있는 무릎위오목까지 연장된다. 무릎위오목(suprapatel-

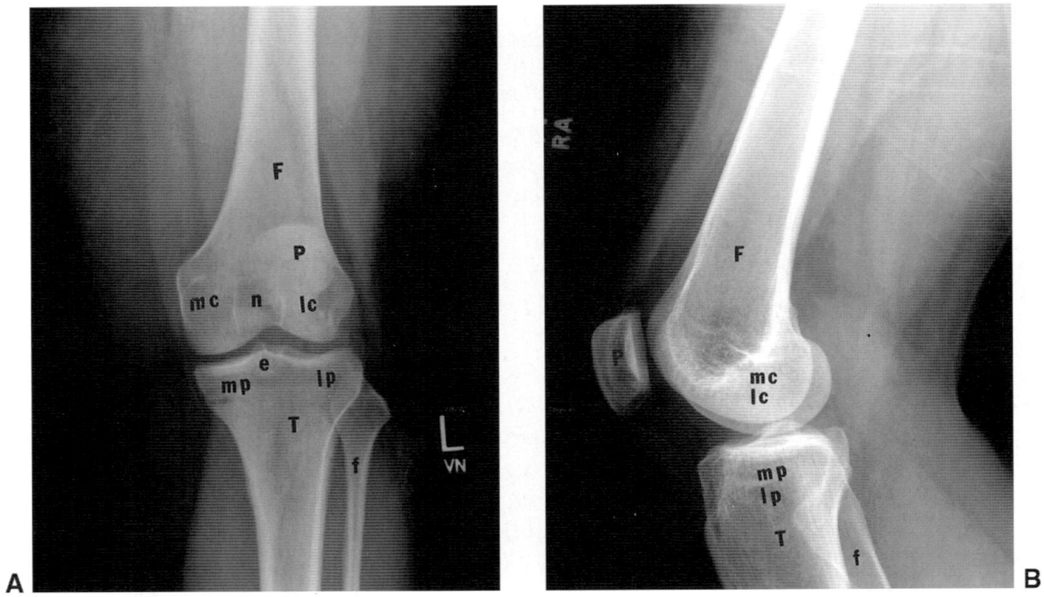

그림 7.1 **A**. 정상 성인 무릎의 이마면 사진. F는 넙다리뼈, P는 무릎뼈, T는 정강뼈, f는 종아리뼈, mc와 lc는 각각 안쪽정강뼈융기와 가쪽정강뼈융기를 나타낸다. N은 융기사이패임, mp와 lp는 안쪽정강뼈고원과 가쪽정강뼈고원, I는 융기사이융기를 나타낸다. **B**. 정상 성인의 무릎 측면 방사선 사진. F는 넙다리뼈, mc와 lc는 중첩된 넙다리뼈융기, P는 무릎뼈, T는 정강뼈, mp와 lp는 중첩된 정강뼈고원, f는 종아리뼈를 가리킨다.

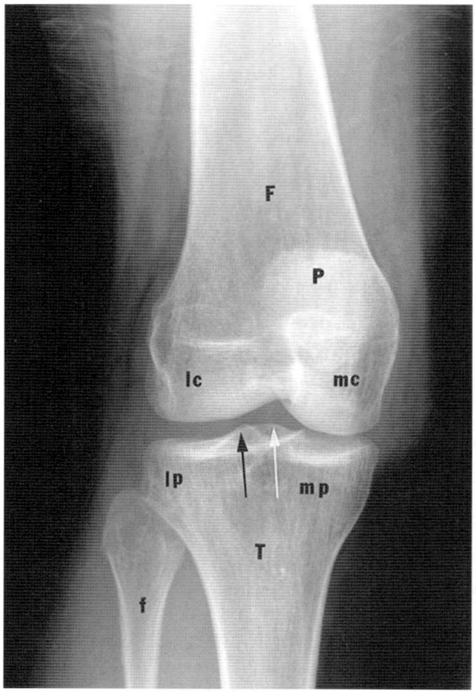

C

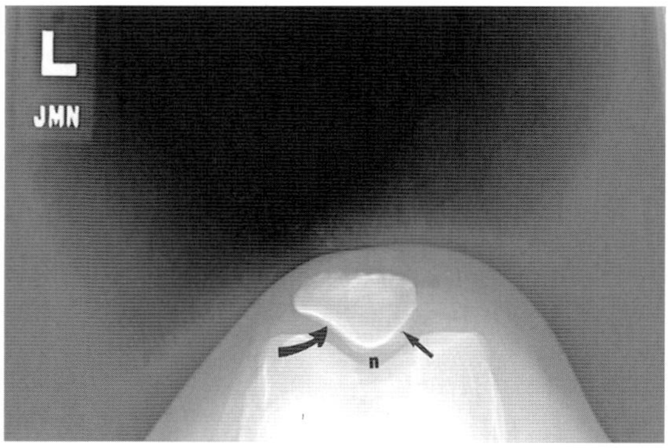

D

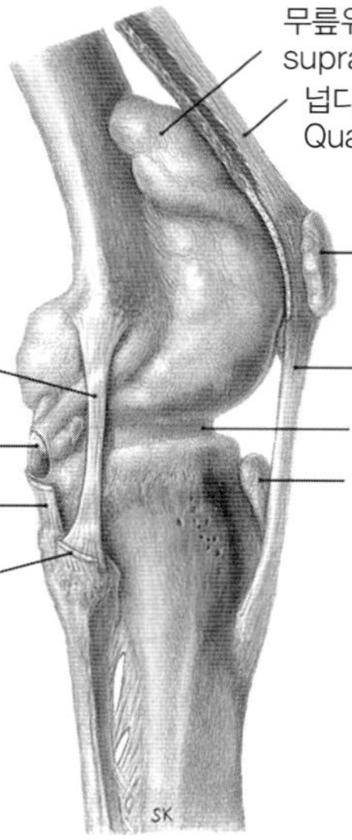

E

그림 7.1 *(계속)* **C.** 안쪽돌림된 정상 성인의 무릎 사선 사진. F는 넙다리뼈, P는 무릎뼈, mc와 lc는 각각 안쪽정강뼈융기와 가쪽정강뼈융기, n은 융기사이패임, mp와 lp는 각각 안쪽정강뼈고원과 가쪽정강뼈고원. 검은색과 흰색 화살표는 각각 안쪽과 가쪽융기사이가시, T는 정강뼈, f는 종아리뼈를 가리킨다. **D.** 정상 성인의 무릎뼈 축성 ("일출 모양") 사진. 직선 화살표와 화살표 머리는 각각 무릎뼈의 안쪽오목면과 가쪽오목면, (n)은 융기사이패임을 가리킨다. **E.** 관절주머니 안에 있는 무릎관절 공간의 도식(출처: E 부분은 Clemente CD를 재인쇄. Anatomy: A regional atlas of the human body 6번째 개정판. Philadephia, PA : Lippincott Williams & Wilkins; 2010).

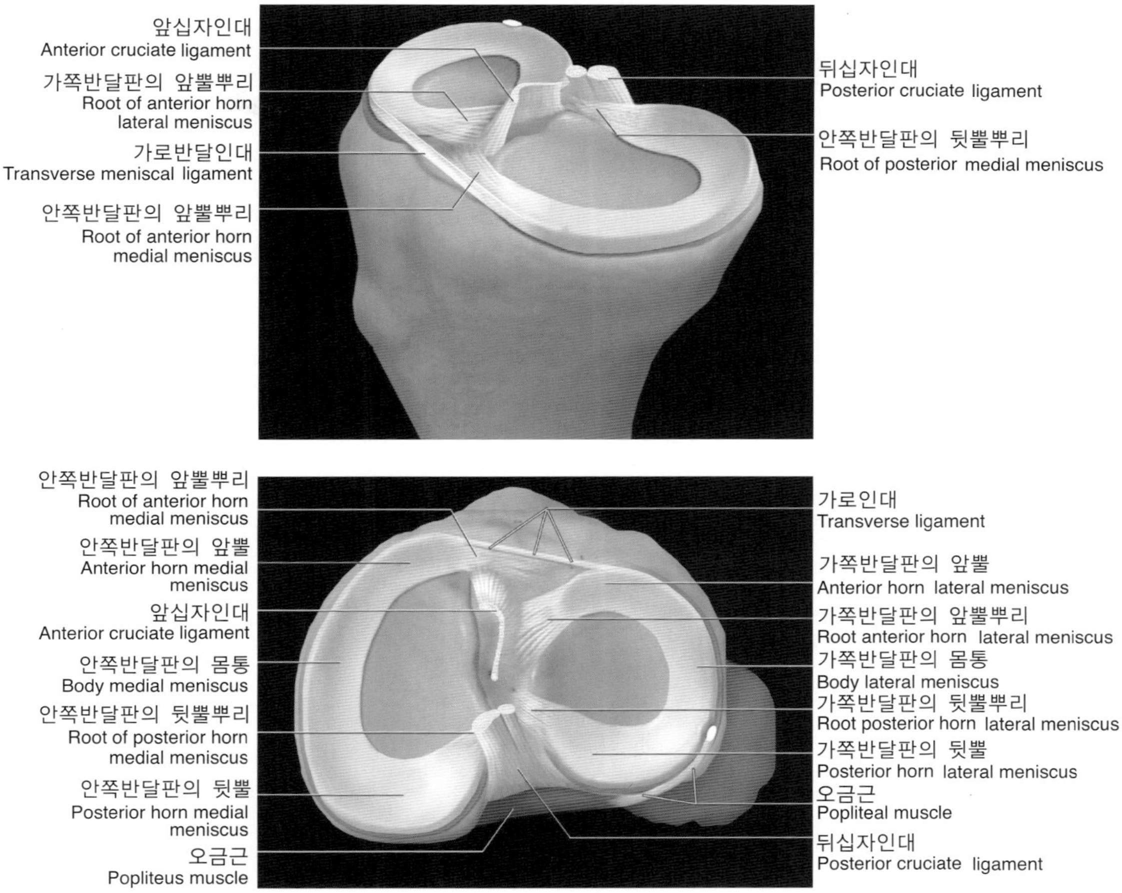

그림 7.2 정상 반달판(반달연골). (출처: Manaster BJ의 Diagnostic and Surgical Anatomy, 2번째 개정판. Salt Lake City, UT:AMIRSYS;2007:78).

lar recess)은 윤활액으로 찬 얇은 주머니로 위로는 먼쪽 넙다리뼈의 앞쪽으로 뻗어 있고, 무릎위힘줄에 의해 앞쪽이 지지를 받는다(그림 7.1E).

무릎관절의 연부조직 손상은 재활 기간 동안 물리치료 의뢰를 위한 적응증이다. 그러므로 물리치료사에게 있어서 반달판과 몇몇의 무릎인대에 대한 지식을 갖는 것이 매우 중요하다.

반달판은 쐐기모양의 반원 구조물로서 넙다리뼈 관절융기와 정강뼈고원 사이에 위치해 있다(그림 7.2). 반달판은 척추사이원반과 마찬가지로, 충격을 흡수하는 역할을 한다.

본 교재의 목적을 위해, 무릎 인대는 앞십자인대와 뒤십자인대, 안쪽곁인대와 가쪽곁인대, 무릎위인대와 무릎아래인대 등을 포함한다. 십자인대(그림 7.3)는 넙다리뼈 융기사이패임에 위치한다. 앞십자인대(ACL)는 먼쪽 넙다리뼈의 뒤쪽에서 시작하여 정강뼈의 융기사이가시에 부착된다. 뒤십자인대는 안쪽넙다리뼈융기의 안쪽관절면에서 시작하여, 정강뼈고원의 먼쪽끝단에 있는 정강뼈 몸쪽의 뒤쪽에 부착된다(그림 7.3–그림 7.5).

안쪽곁인대와 가쪽곁인대는 이름이 의미하듯이, 넙다리뼈 관절융기의 안쪽이나 가쪽에서 시작하여 해당되는 정강뼈 관절면에 부착한다.

무릎폄근기전(그림 7.6)은 무릎뼈의 몸쪽 장대에 부착되는 넙다리네갈래근 힘줄의 연장부(무릎위힘줄), 무릎뼈, 그리고 무릎뼈의 아래 장대에서

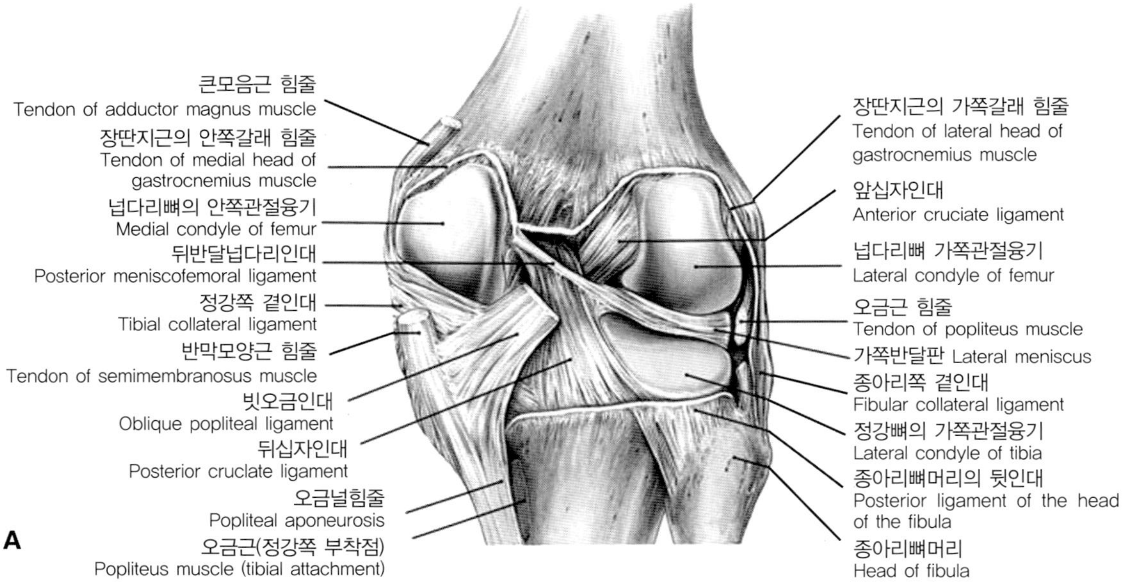

A

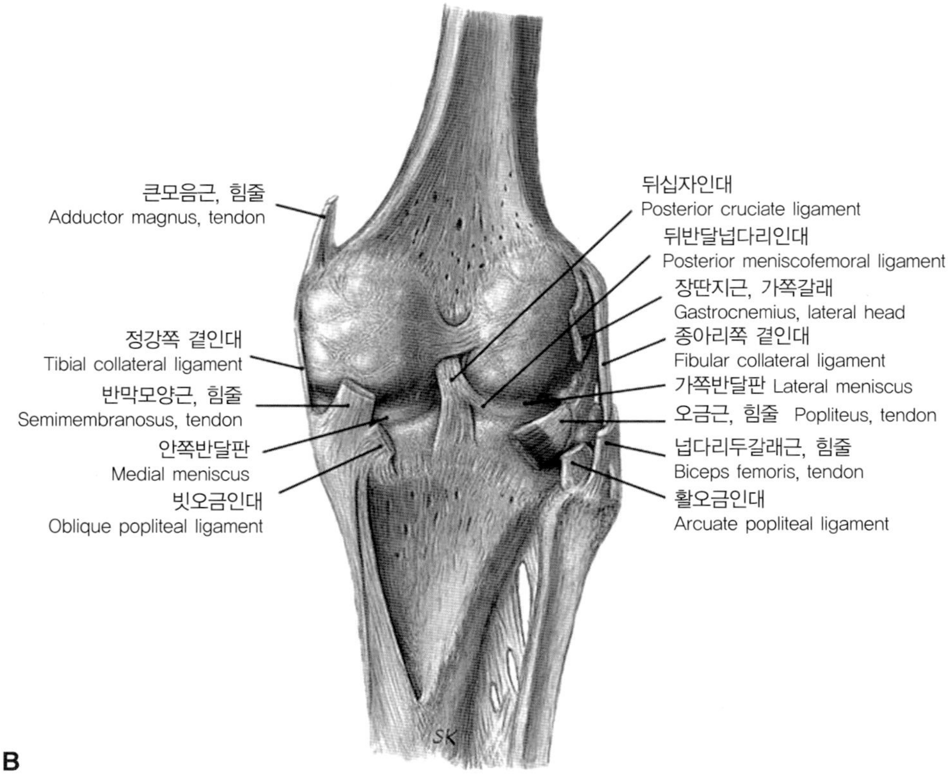

B

그림 7.3 앞쪽면(A)과 뒤쪽면(B)에서 본 십자인대의 도식(출처: Clemente CD의 Anatomy: A regional atlas of the human body 6번째 개정판. Philadephia, PA : Lippincott Williams & Wilkins; 2010).

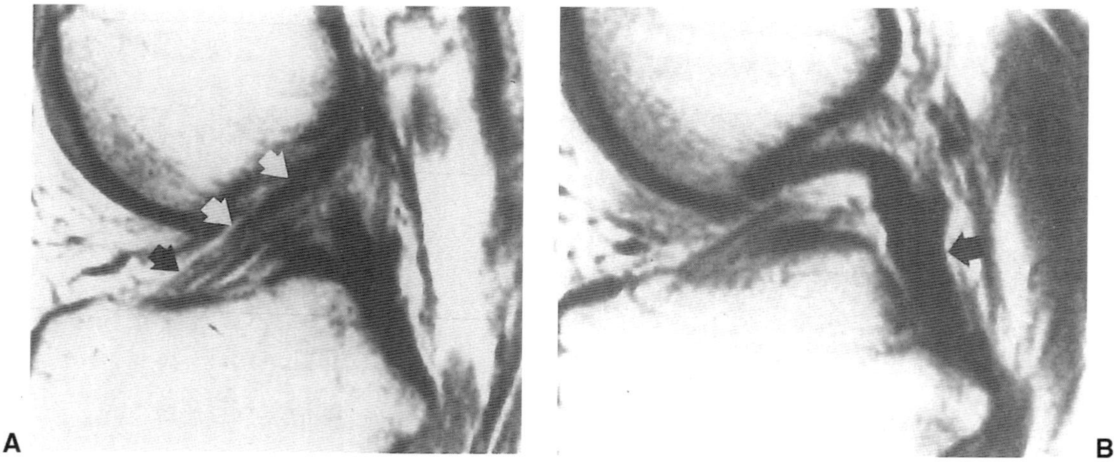

그림 7.4 정상 앞십자인대 (A)와 뒤십자인대 (B)의 중앙 시상면 MRI. (A)와 (B)에서 검은색 화살표는 앞십자인대와 뒤십자인대를 각각 의미한다(출처: Brant WE C.의 Fundamentals of Diagnostic Radiology 4번째 개정판. Philadelphia, Pa, Lippincott Williams & Wilkins; 2007).

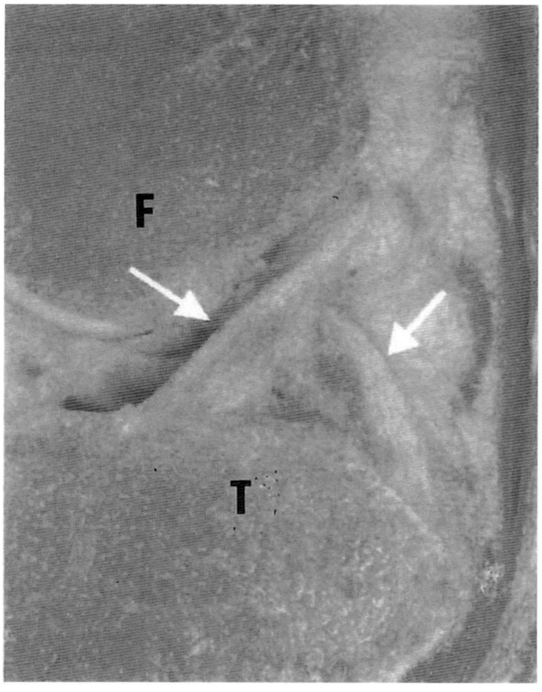

그림 7.5 교차된 앞십자인대와 뒤십자인대 (화살표)를 보여주는 중앙시상면 해부학 견본. F와 T는 넙다리뼈와 정강뼈를 가리킨다 (출처: Brant WE, Helms C의 Fundamentals of Diagnostic Radiology 4번째 개정판. Philadelphia, Pa, Lippincott Williams & Wilkins; 2007:1198; Pope T, et al,의 Imaging of the Musculoskeletal System, Philadelphia, PA: Saunders; 2008).

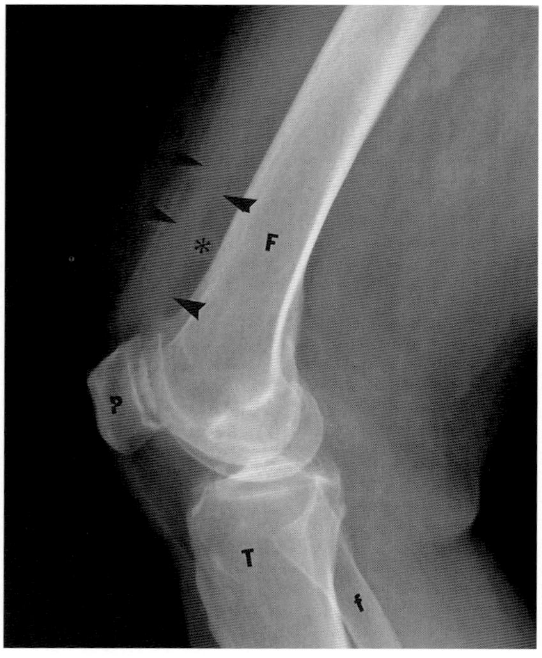

그림 7.6 무릎위 힘줄 (화살표머리)과 인접한 무릎위 오목 (별표)을 볼 수 있는 정상 성인의 무릎관절 측면 방사선 사진. P는 무릎뼈, F는 넙다리뼈, T는 정강뼈, f는 종아리뼈를 가리킨다.

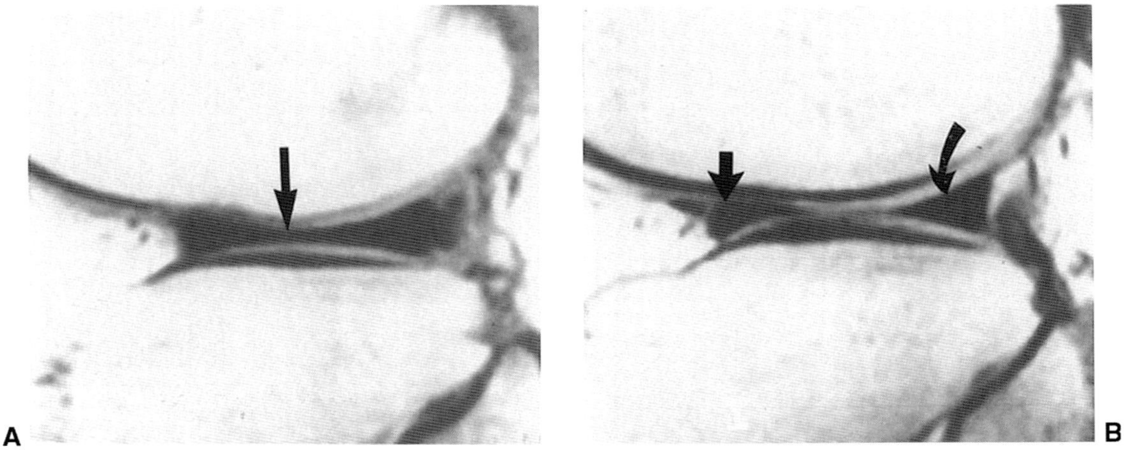

그림 7.7 반달판의 몸통 (화살표, A), (B) 앞뿔 (직선화살표), 뒷뿔 (곡선 화살표)을 보여주는 시상면 MRI. (출처: Brant WE, Helms C의 Fundamentals of Diagnostic Radiology 4번째 개정판. Philadelphia, PA, Lippincott Williams & Wilkins;2007:1193).

시작하여 정강뼈결절에 부착하는 무릎아래힘줄로 구성된다.

CT 영상이나 MRI로 봤을 때, 반달판을 완전하게 확인할 수 없는데, 그 이유는 CT 영상이나 MRI이 특정의 반달판 부분만 보여주기 때문이다. 그림 7.7은 정상 가쪽반달판의 몸통(A)과 앞뿔과 뒤뿔(B)을 보여주는 시상면의 MRI이다. 비교할 수 있도록, 그림 7.8에 안쪽반달판 손상의 MRI T1 시상면 영상을 제공했다.

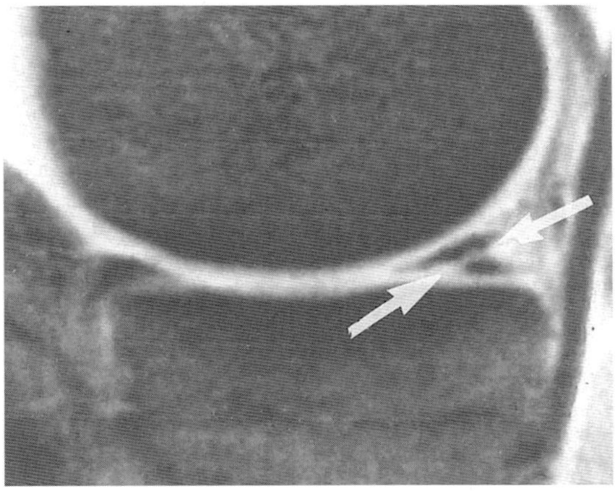

그림 7.8 반달판의 뒷뿔에서 시작한 반달판 손상 (화살표)을 보여주는 시상면 MRI (출처: Brant WE, Helms C의 Fundamentals of Diagnostic Radiology 4번째 개정판. Philadelphia, PA, Lippincott Williams & Wilkins; 2007:1194).

병리

Pathology

퇴행성 질환 / DEGENERATIVE DISEASE

뼈관절염(OA)은 무릎에 발생하는 흔한 퇴행성 질환이다. 자발적으로 발생하는 다른 관절의 뼈관절염과는 달리, 무릎관절의 OA는 반달판의 손상과 연관된다. 그러므로 무릎관절 뼈관절염의 가장 초기의 변화로는 침범된 관절의 공간이 협소해 지고, 인접한 표면에서 반응성 경화증이 발생한다. 작은 뼈곁돌기는 넙다리뼈관절융기나 정강뼈고원의 모서리에서 시작될 수 있다(그림 7.9). 각 무릎에는 두 개의 반달판이 있기 때문에 양쪽 반달판이 모두 악화되면, 무릎관절의 안쪽구획과 가쪽 구획이 협소해지고, 넙다리뼈관절융기와 정강뼈고원의 인접 표면에서 퇴행성 변화가 일어난다(그림 7.10). 심각한 무릎관절의 뼈관절염은 한 개 구획(그림 7.11)이나 양쪽 구획의 손실을 초래한다.

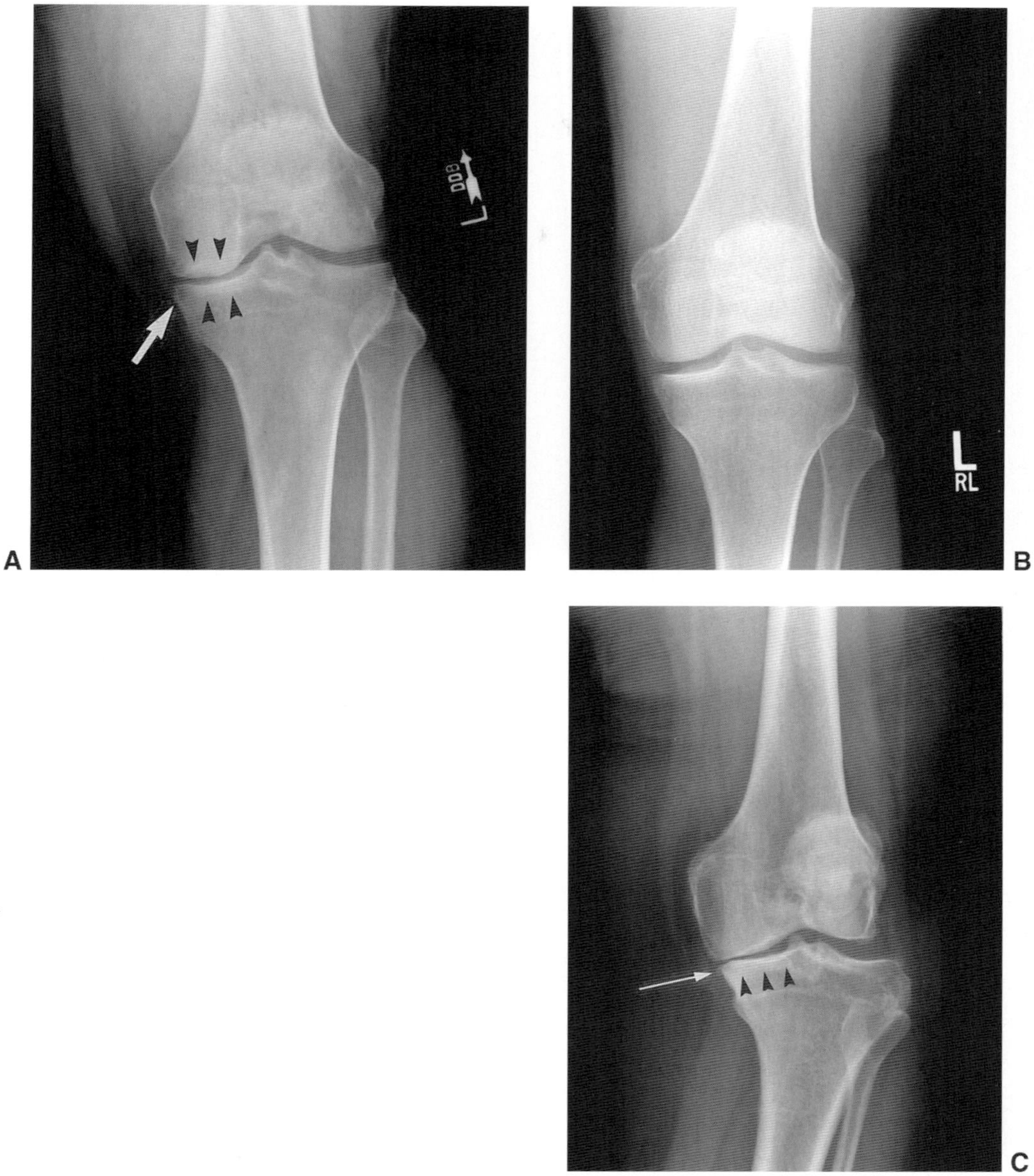

그림 7.9 **A.** 안쪽 구획의 작은 OA. 안쪽 관절 공간은 좁아지고, 인접 표면 (화살표 머리)에서 반응성 경화증이 발생한다. 작은 치구낭포 (화살표)가 안쪽정강뼈고원의 중앙지점에 존재한다. **B.** (A) 에서 본 안쪽 관절 공간과 비교할 수 있도록, 정상 성인 무릎의 이마면 촬영을 제공하고 있다. **C.** 중등도로 심한 안쪽 구획의 퇴행성 관절질환. 중등도의 관절 공간 협소, 안쪽정강뼈고원과 가쪽정강뼈고원에서 발생한 중등도의 반응성 경화증, 안쪽정강뼈고원 (화살표)의 가장자리에서 시작한 작은 뼈곁돌기가 나와 있다.

대사 질환 / METABOLIC DISEASE

피로인산염 칼슘 퇴적 질환[CPPD, 가성 통풍(pseudogout)]은 무릎관절에서도 발생하지만, 그 빈도가 엉덩관절, 손목, 두덩뼈결합, 팔꿈치의 빈도보다 훨씬 낮다. 방사선 사진상의 징후는 경미하며, 반달판 안의 작은 석회화들로 미루어 짐작할 수 있다(그림 7.12).

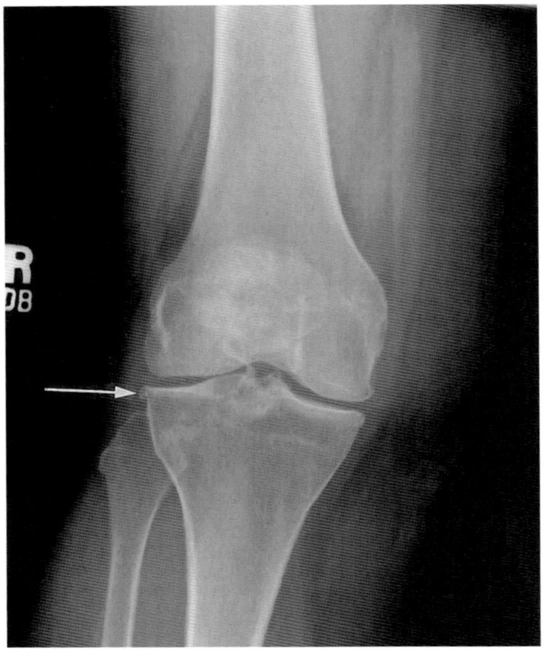

그림 7.10 안쪽 구획과 가쪽 구획에서 발생한 중등도의 퇴행성 질환. 각 관절 공간이 좁아져 있다. 작은 뼈곁돌기(화살표)가 정강뼈의 가쪽 가장자리에서 시작한다.

외상과 수술 이후의 변화

Posttraumatic and Postoperative Changes

반월판 손상이나 무릎인대 손상으로 관절경 수술을 받은 환자들의 방사선 사진에는 어떤 문제적 소견이 나타나지 않는다. 이와 반대로, 무릎관절성형술이나 무릎뼈 골절을 위해 관혈적 정복술 및 내고정술(ORIF)을 받은 경우에는 수술의 흔적이 나타난다.

무릎관절성형술은 일반적으로 세 개의 요소를 포함한다: 넙다리뼈먼쪽, 정강뼈몸쪽, 무릎뼈의 오목면이다(그림 7.13과 그림 7.14). 무릎관절의 안쪽 구획과 가쪽 구획의 성형술은 덜 보편화 되어 있는데, 이것을 "단일 구획 관절성형술"이라 부른다.

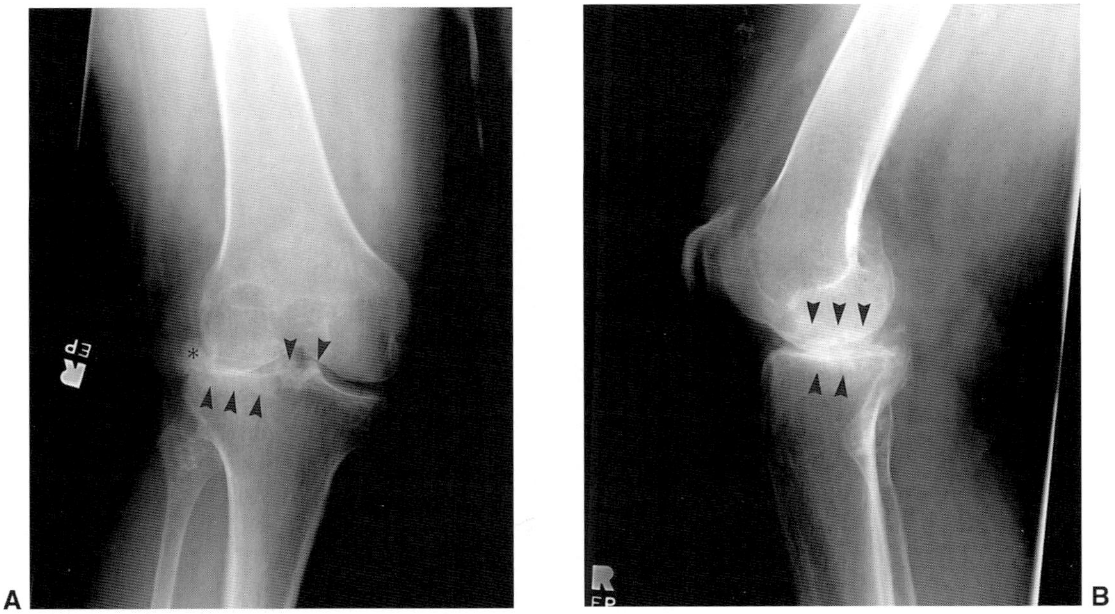

그림 7.11 이마면 촬영(A)과 측면 촬영(B)으로 본 가쪽 구획의 심각한 퇴행성 질환. 가쪽 관절 공간은 그 인접 표면 (화살표 머리)의 치밀한 경화증과 함께 소실되었다. 가쪽반달판 몸통 (별표)은 관절 공간 밖으로 밀려나와 있다. 뼈곁돌기에 의해 양쪽 융기사이가시 화살표머리)가 잘 안 보인다.

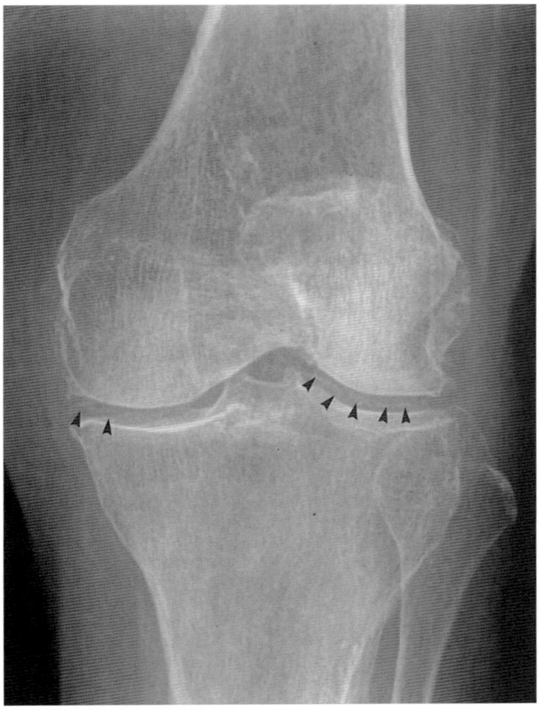

그림 7.12 피로인산염 칼슘 퇴적 질환. 경미한 피로인산염 칼슘 (화살표 머리)의 반달판 석회화가 반달 판에서 나타나고 있다.

외상 후 무릎관절 소견

/ POSTTRAUMATIC KNEE FINDINGS

넙다리뼈 먼쪽 1/3의 골절은 긴 골수내 막대와 나사를 이용하여 내적 고정될 수 있다(그림 7.15). 더 몸쪽인 넙다리뼈몸통에 골절이 일어나면, 골수내 막대(intramedullary rod)의 먼쪽 부분만이 방사선 사진에 나타날 것이다(그림 7.16).

대개 일어나는 무릎뼈의 골절은 가로 방향이며, 갑작스러운 폄근기전으로 인한 당김힘에 의해 무릎뼈가 골절된다(그림 7.17A). 이런 골절은 8자 금속 와이어와 두 개의 K 막대를 사용하거나(그림 7.17B), 주변을 둘러싸는 와이어와 두 개의 K 막대를 사용하여 내적 고정될 수 있다. 그림 7.19는 내적 고정 장치를 제거한 이후의 무릎뼈의 분쇄골절 모습을 보여준다.

본 교재의 범위에 벗어나지만, 많은 종류의 넙다리뼈관절융기골절과 융기사이골절이 다양한 플랫과 나사에 의해 내적으로 고정된다. 그림 7.20은

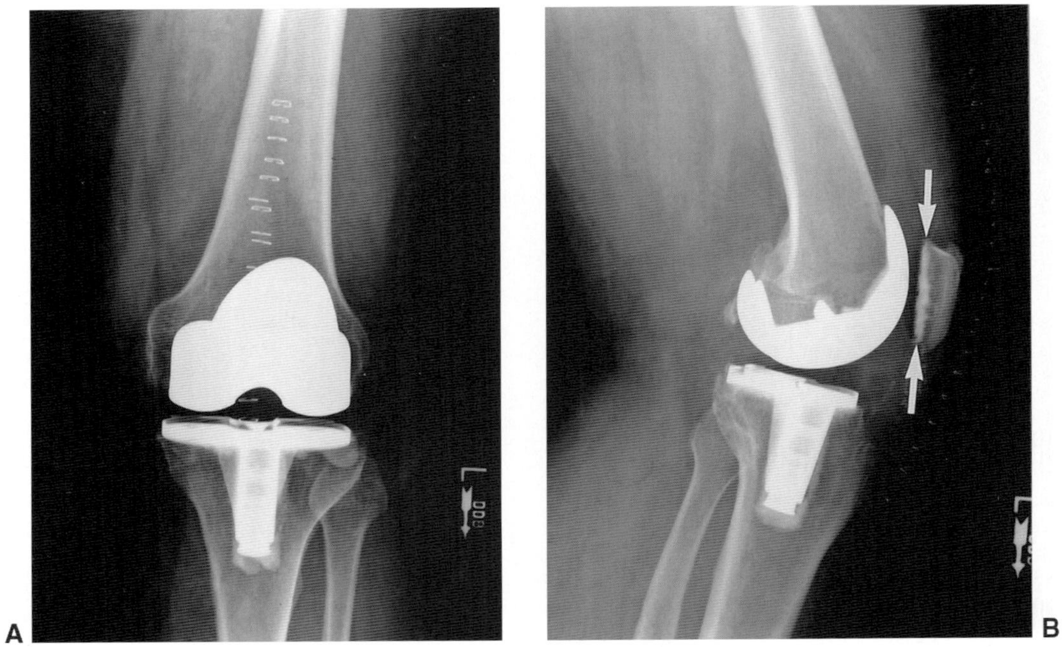

그림 7.13 이마면 촬영(A)과 측면 촬영(B)으로 본, 무릎관절성형술의 3가지 요소. 본 사진에서 무릎뼈 요소 (화살표)는 방사선 비투과성을 지닌다. 먼쪽 넙다리뼈에 있는 피부 U자 못은 최근에 수술을 받았다는 것을 보여준다.

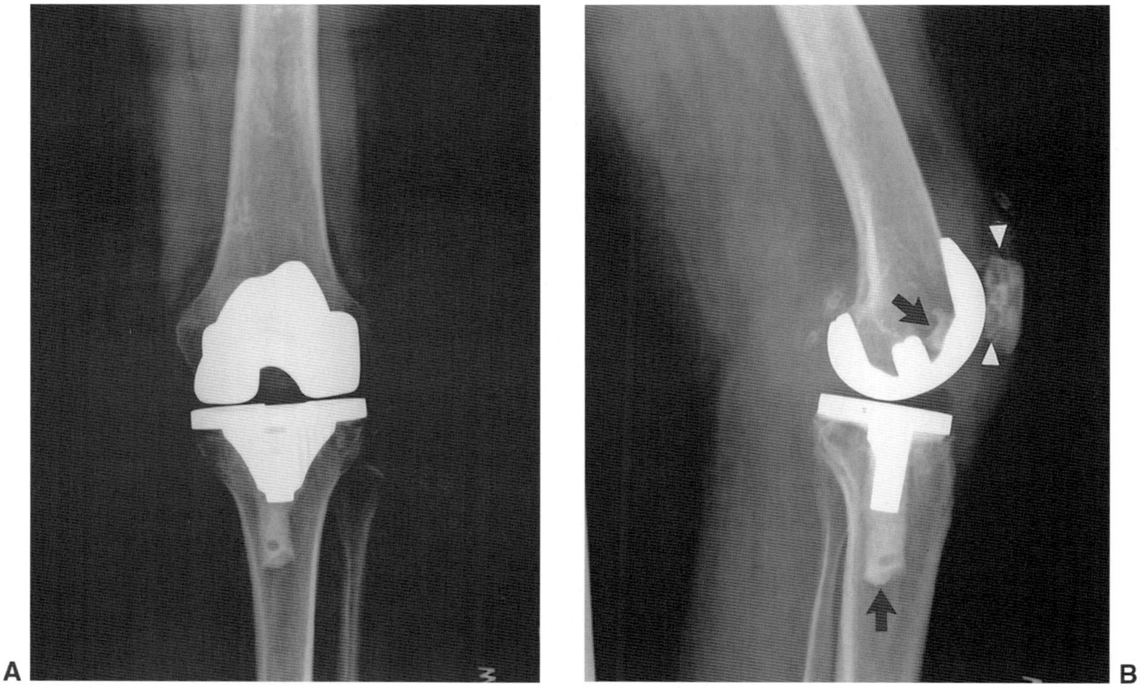

그림 7.14 이마면 촬영 (A)과 측면 촬영 (B)으로 본, 또 다른 관절성형술의 3가지 요소. 본 사진에서 무릎뼈 요소(화살표머리)는 방사선 투과성을 지닌다. 정강판 밑에 위치한 정강줄기의 끝에 정강줄기를 둘러싸고 있는 회색 물질 (화살표)과 넙다리뼈 요소의 앞쪽 부분은 관절성형술의 요소를 고정하기 위해 사용된 폴리에틸렌 "시멘트"이다. 원래 뼈에 넙다리뼈 요소와 정강뼈 요소가 얼마나 잘 고착되었는지를 보면, 이번 관절성형술이 매우 잘 되었음을 알 수 있다.

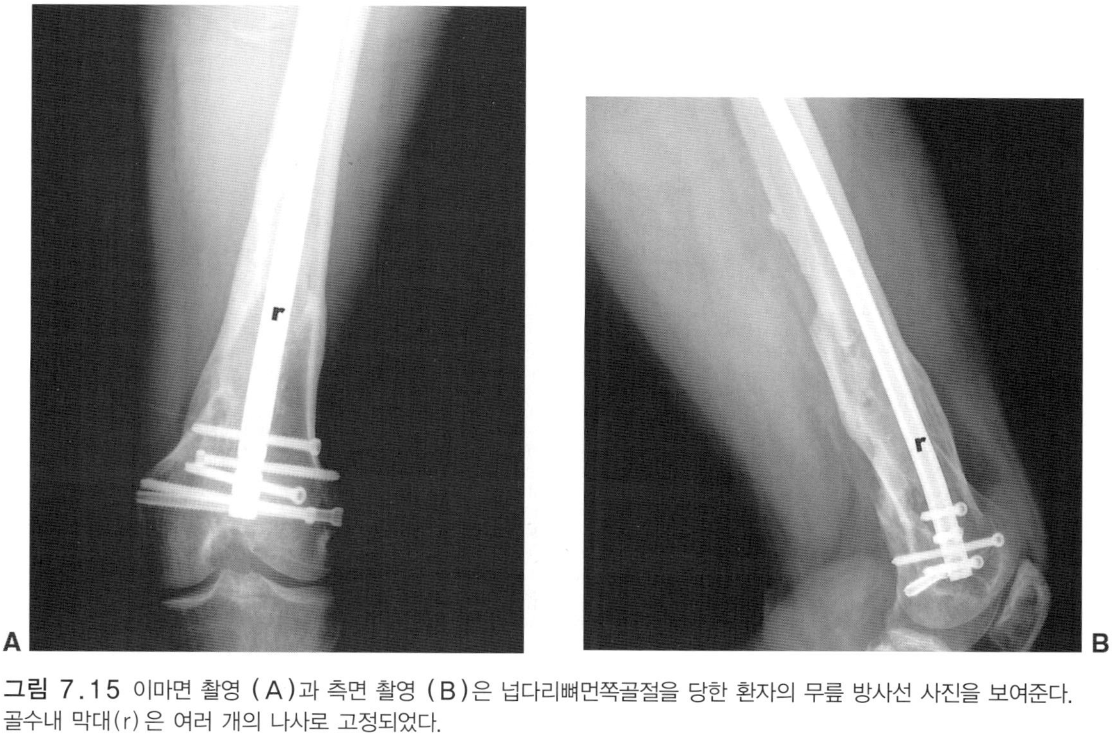

그림 7.15 이마면 촬영 (A)과 측면 촬영 (B)은 넙다리뼈먼쪽골절을 당한 환자의 무릎 방사선 사진을 보여준다. 골수내 막대(r)은 여러 개의 나사로 고정되었다.

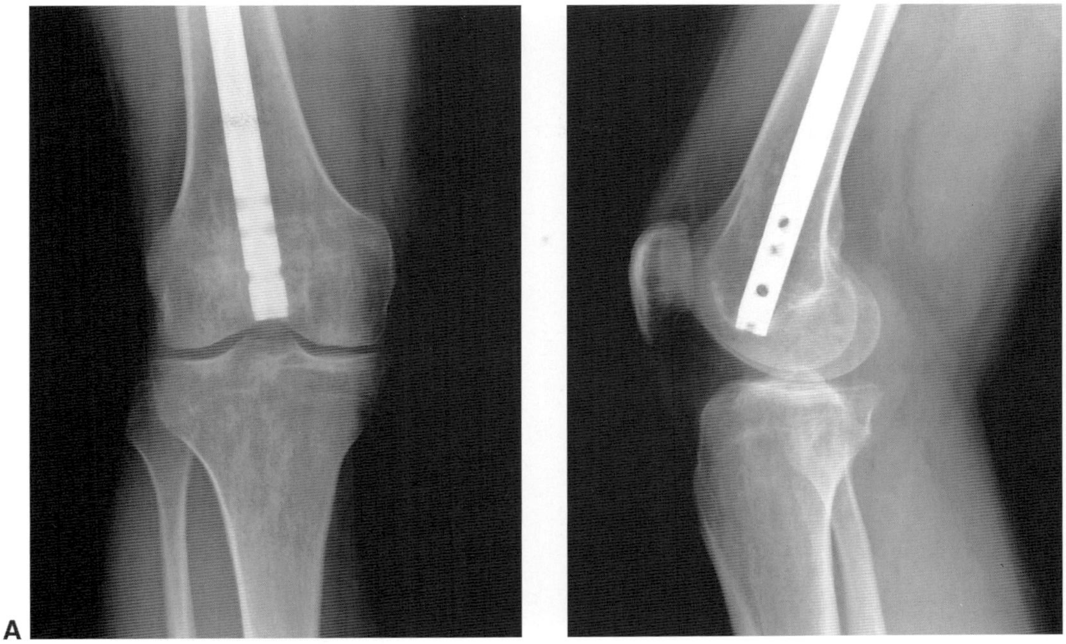

그림 7.16 이마면 촬영(A)과 측면 사진(B)은 넙다리뼈골절을 고정하기 위해 사용된 골수내막대의 말단을 보여준다.

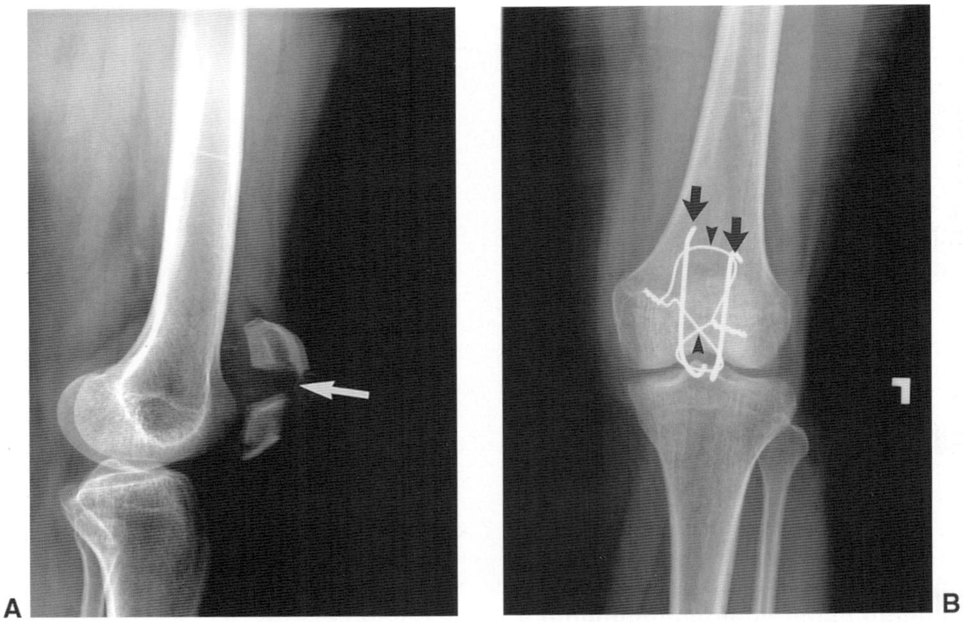

그림 7.17 무릎뼈의 가로골절 (화살표)(A)은 8자 텐션 와이어 (화살표 머리)와 2개의 K 와이어 (화살표)에 의해 내적 고정되었다(B).

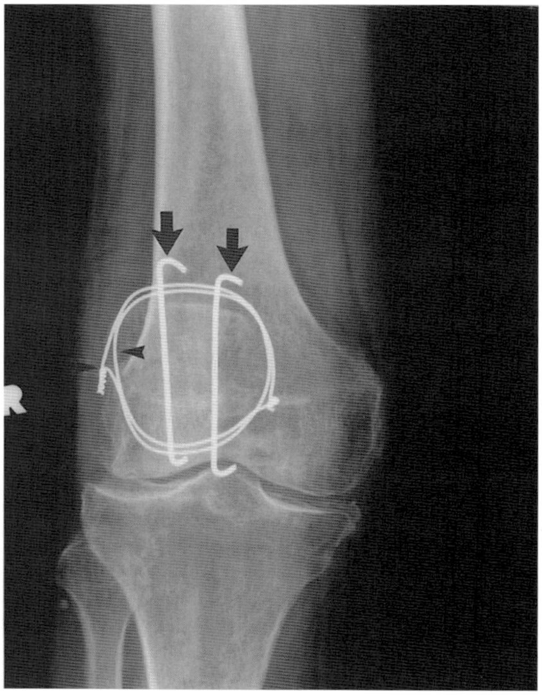

그림 7.18 2 개의 텐션 와이어 (화살표 머리)와 2개의 K 와이어 (화살표)로 고정된 무릎뼈 골절의 이마면 사진.

A

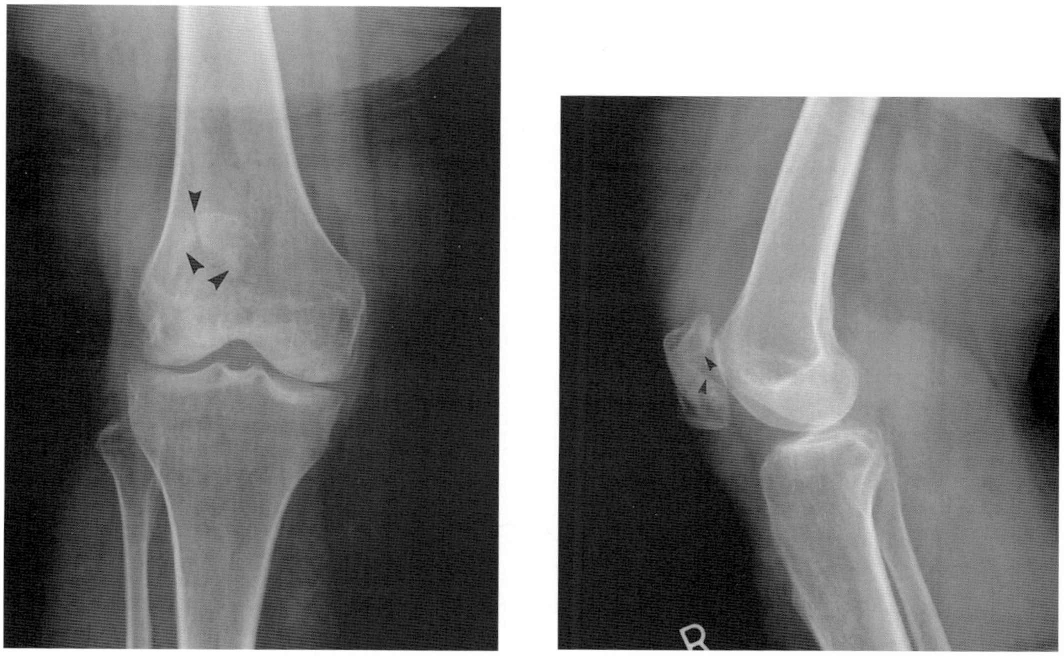

B

그림 7.19 A, B. 불유합된 분쇄골절 파편이 날카롭고 매끄러운 가장자리 (화살표머리)를 가지고 있다는 의미는 오래된 골절임을 의미한다.

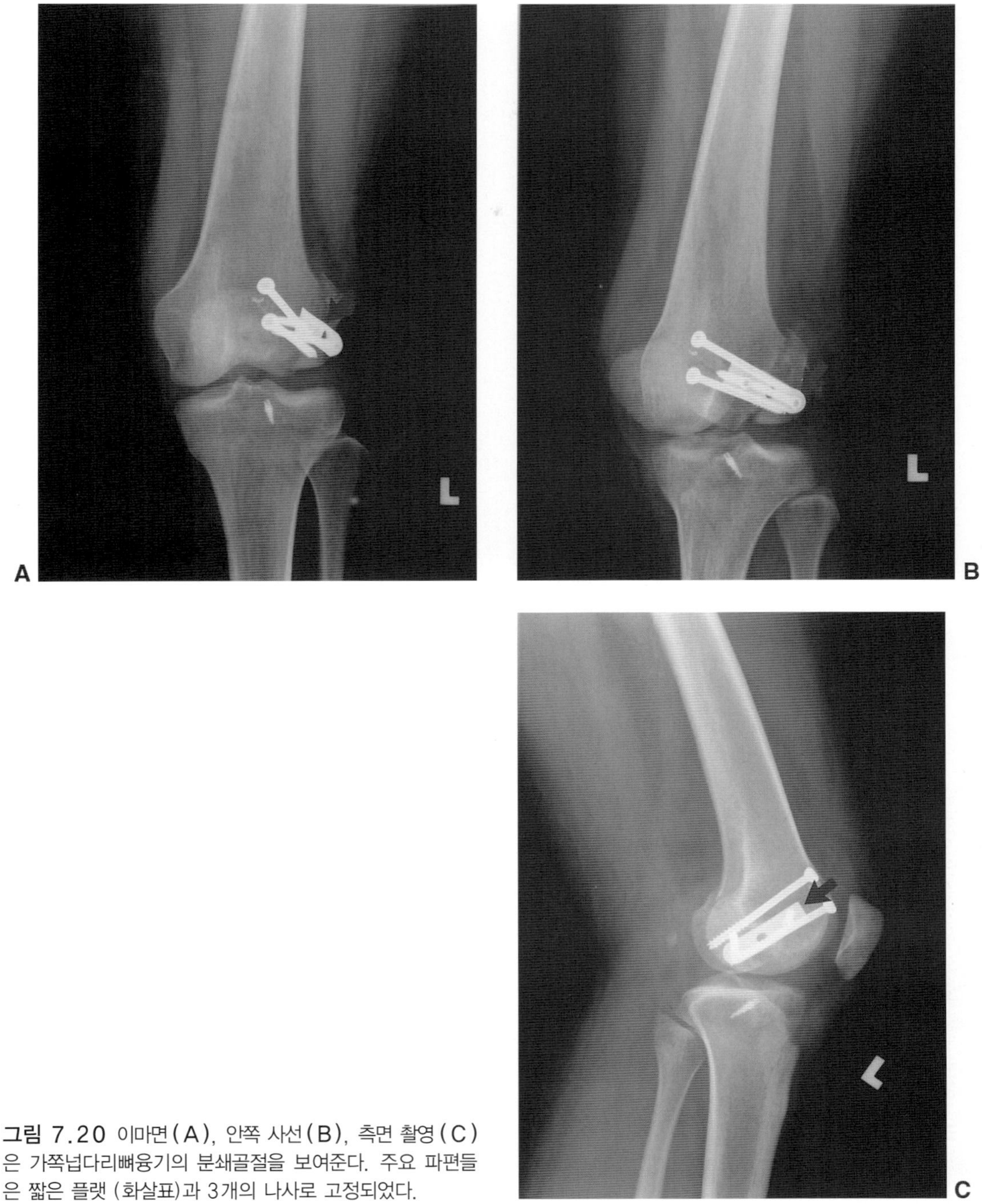

그림 7.20 이마면(A), 안쪽 사선(B), 측면 촬영(C)은 가쪽넙다리뼈융기의 분쇄골절을 보여준다. 주요 파편들은 짧은 플랫 (화살표)과 3개의 나사로 고정되었다.

작은 플랫과 여러 개의 나사로 내적 고정된 넙다리뼈 가쪽관절융기의 분쇄골절을 보여주고 있다. 그리고 연부조직 앵커가 정강뼈결절에서 보이고 있다.

가쪽정강뼈고원 골절은 대개 플랫과 여러 개의 나사로 내적 고정된다(그림 7.21과 그림 7.22).

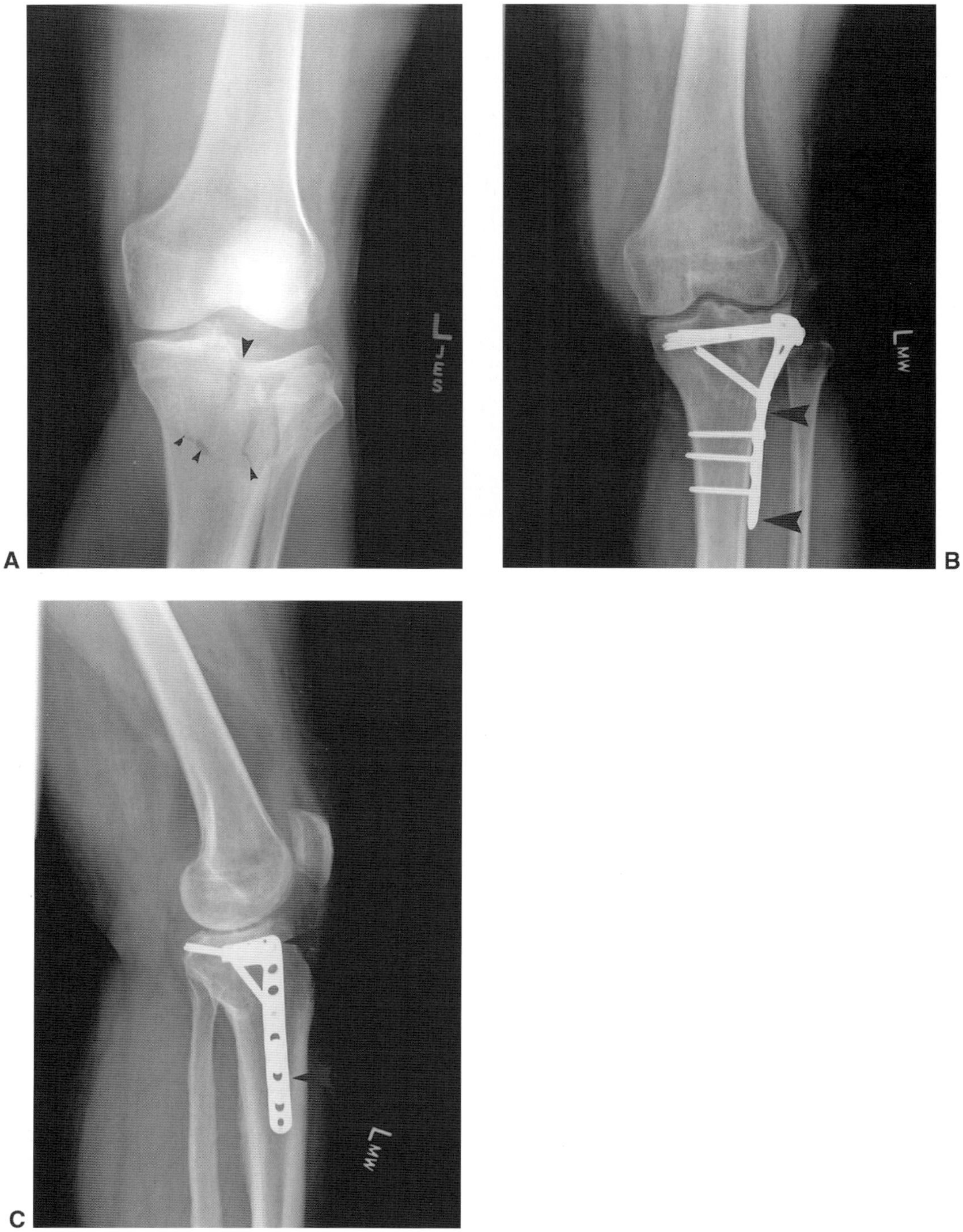

그림 7.21 가쪽정강뼈고원의 급성 분쇄골절 (화살표머리). (A)는 이마면 촬영, (B)에서 볼 수 있듯이, 플랫 (화살표머리)와 나사로 해부학적으로 내적 고정되었다. 골절선이 안 보이는 것은 골절이 완전히 치유되었다는 의미이다.

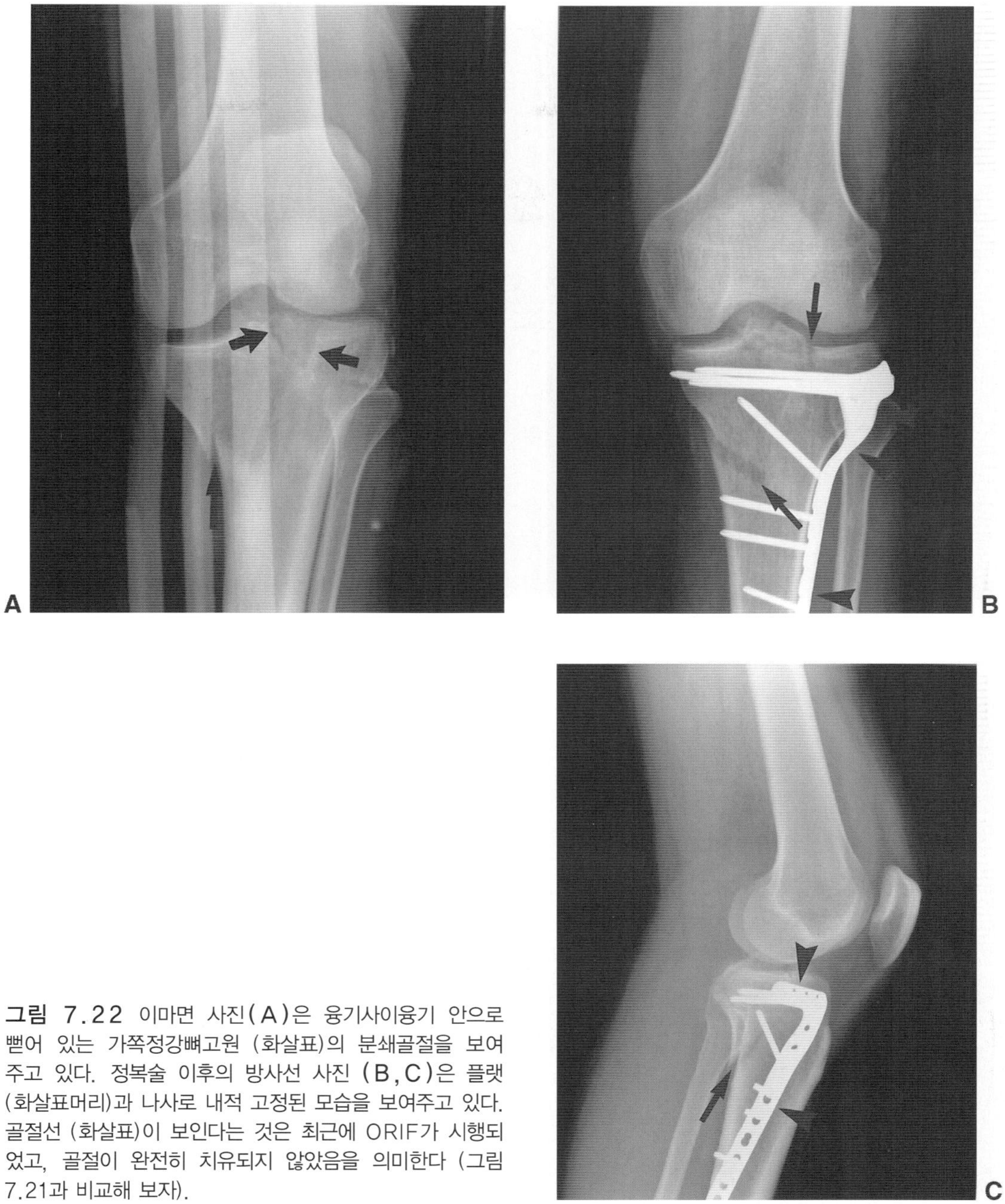

그림 7.22 이마면 사진(A)은 융기사이융기 안으로 뻗어 있는 가쪽정강뼈고원 (화살표)의 분쇄골절을 보여주고 있다. 정복술 이후의 방사선 사진 (B, C)은 플랫(화살표머리)과 나사로 내적 고정된 모습을 보여주고 있다. 골절선 (화살표)이 보인다는 것은 최근에 ORIF가 시행되었고, 골절이 완전히 치유되지 않았음을 의미한다 (그림 7.21과 비교해 보자).

그림 7.23은 융기바닥에 있는 오래된 불융합 골절을 보여주고 있다. 분리된 조각은 박리골절로서, 앞십자인대는 손상되지 않았다.

그림 7.24–그림 7.27은 다양한 인대 손상 회복의 모습을 보여주는 수술 후 방사선 사진이다.

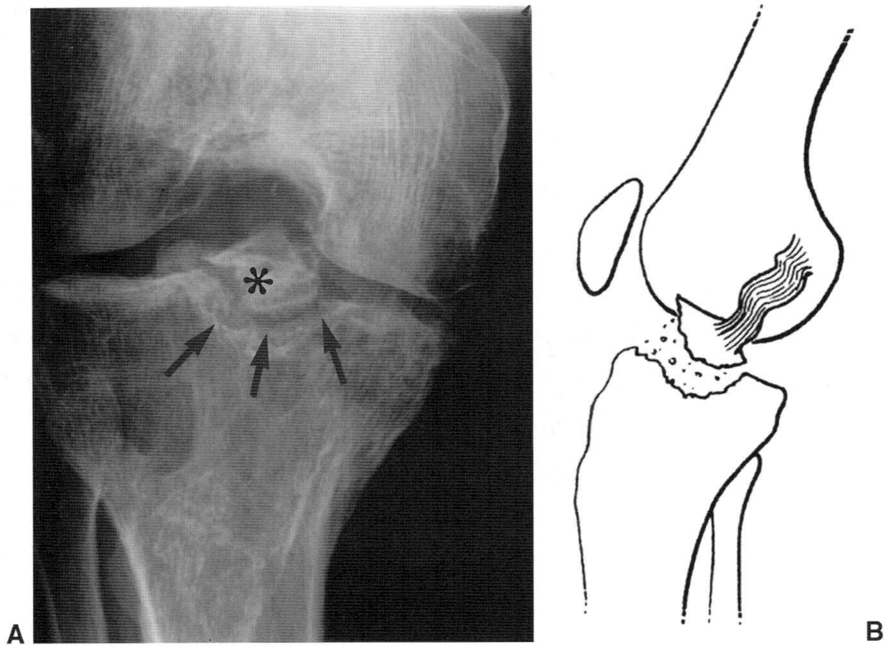

그림 7.23 A. 융기사이융기바닥의 오래된 불유합 골절 조각 (별표)은 박리골절로서, ACL의 손상은 없다. B는 (A)의 손상기전을 도식화한 그림이다.

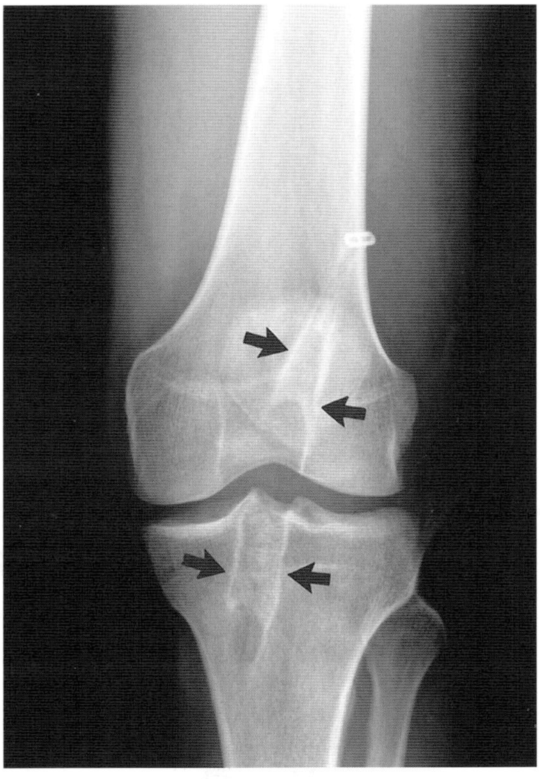

그림 7.24 오래된 ACL 정복의 넙다리뼈 터널과 정강뼈 터널 (화살표).

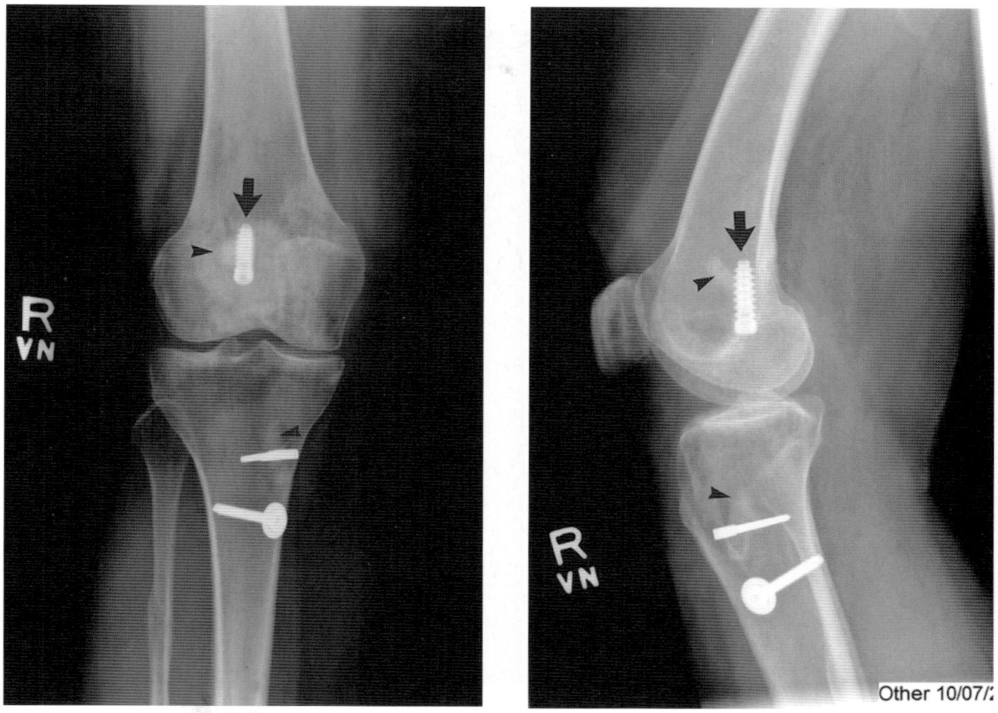

그림 7.25 ACL 정복의 이마면 촬영 사진(A)과 측면 촬영 사진(B). 먼쪽 넙다리뼈 (화살표)에 있는 나사 장치는 간섭나사라고 불리고, 뼈 플러그 (화살표 머리)를 제자리에 유지하기 위해 사용된다. 인대 먼쪽은 정강뼈의 나사로 고정된다.

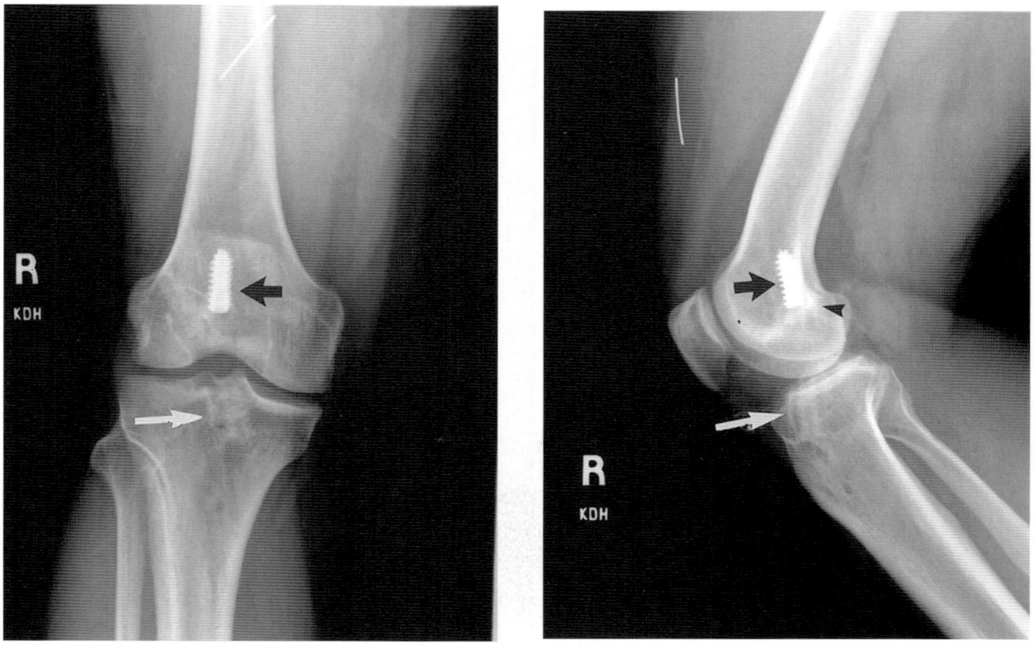

그림 7.26 ACL 수술의 이마면 촬영(A)과 측면 촬영(B)은 간섭 나사 (화살표)로 뼈 플러그 (화살표 머리)를 고정하고 있는 모습을 보여주고 있다. 뼈 플러그는 측면 촬영에서만 확인할 수 있다(B). 몸쪽 정강뼈 (A,B)에 있는 흰색 화살표는 인대 형성술을 위한 터널을 의미한다.

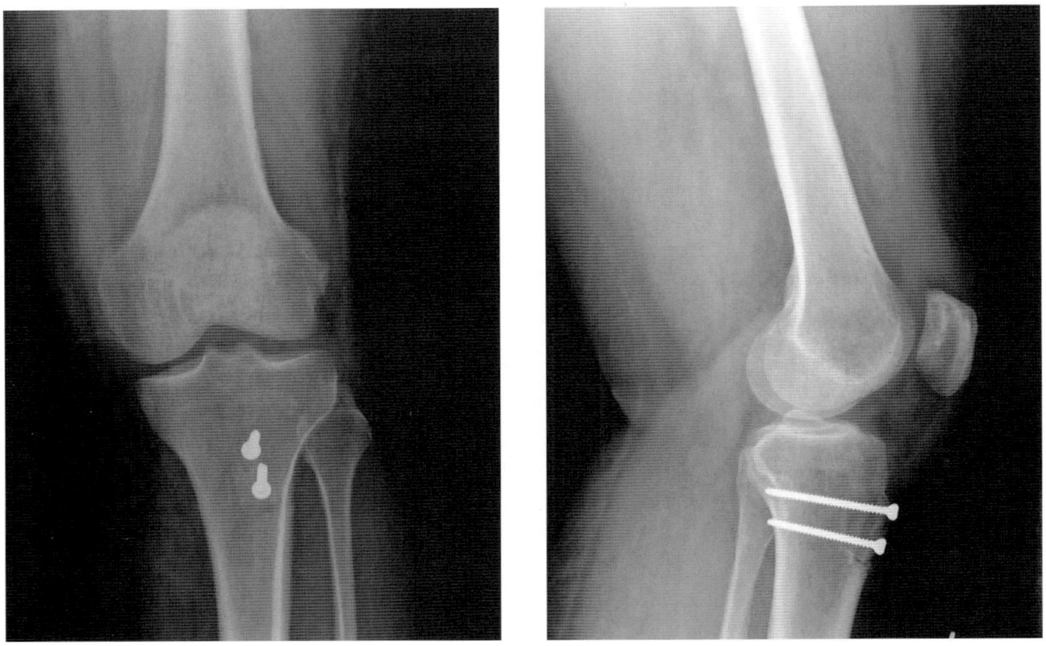

A B

그림 7.27 이마면(A)과 측면(B) 촬영은 나사로 무릎아래인대를 고정한 모습을 보여주고 있다.

제 8 장 발목 / Ankle

방사선 검진과 정상 해부학

Radiographic Examination and Normal Anatomy

발목의 일반적인 방사선 검진은 이마면 촬영(그림 8.1A), 안쪽돌림된 사선 촬영(그림 8.1B), 측면 촬영(그림 8.1C) 등이 있다.

발목의 뼈로는 정강뼈와 종아리뼈의 먼쪽, 발의 뼈, 그리고 발목뼈 중의 하나인 목말뼈가 있다. 정강뼈와 종아리뼈의 먼쪽끝단은 각각 안쪽복사뼈와 가쪽복사뼈라 불린다(그림 8.1A). 발목관절의 모양은 "장부구멍(mortise)"처럼 생겼는데, 이것은 목수관절로서, 안쪽복사뼈과 가쪽복사뼈, 그리고 천장(plafond)으로 불리는 정강뼈 수평판으로 구성된다. 발목의 천장은 장부구멍의 휘어지는 부분에 위치한다.

발목 인대(그림 8.2)는 글자 그대로 발목뼈를 지지한다. 발목 인대로는, 세모인대로 불리는 안쪽곁인대는 안쪽복사뼈에서 시작하여 목말뼈의 안쪽에 부착된다; 가쪽곁인대는 가쪽복사뼈의 끝에서 시작하여 목말뼈의 가쪽면에 부착한다; 앞뒤정강종아리인대는 정강뼈 먼쪽끝단과 종아리뼈 사이를 가로지른다; 인대는 아니지만, 발목에서 무릎까지 정강뼈와 종아리뼈 사이에는 뼈사이막이 존재한다. 발목관절 손상으로 인해 뼈사이막이 손상될 수 있다.

병리

Pathology

퇴행성 질환 / DEGENERATIVE DISEASE

무릎관절과는 달리, 발목관절의 뼈관절염은 자발적으로 진행되지 않는다. 이런 현상이 나타날 경우, 방사선 사진 상의 징후는 앞에서 묘사한 것과 비슷하게 나타난다. 관절 공간이 협소해지고, 인접 표면에 반응성 경화증이 발생하고, 악화되면 치구낭포가 형성된다. 발목관절의 뼈관절염은 감염(골수염)이나 외상 다음으로 많이 발생하는 질환이다. 외상의 경우는 손상의 크기와 범위에 따라 관절에 일어나는 변화가 달라질 수 있다(그림 8.3).

대사 질환 / METABOLIC DISEASE

대사 질환은 발목관절에서 거의 일어나지 않는다.

외상과 수술 이후의 변화

Posttraumatic and Postoperative Changes

발목 부상은 연부조직에 국한 될 수 있다. 예를 들어, 인대의 염좌 약화(병리 상 신장)와 힘줄 혹은 "높은 발목 염좌"는 "전방 및 후방 정강종아리 인대와 아래 골간 인대와 같은 인대 결합에 균열이 간 것"으로 정의된다. 이러한 부상은 MR 로 촬영했을 때 가장 선명히 볼 수 있으며, 인대 본연의 성질 때문에 치료 과정이 길어진다. 발목 연부조직 부상의 방사선촬영검사는 연부조직의 부기를 제외하고는 일반적으로 부정적이다. 이러한 부상의 정도는 MR로 가장 선명히 관찰할 수 있다.

모든 발목 골절은 사이가 벌어지거나 균열이 간 앞에서 언급한 세 인대 – 중앙 및 측면 곁가지 인대와 정강종아리 인대 – 중 하나 혹은 그 이상을 포함한다. 부상의 인대 요소는 방사선 사진 상으로는 볼 수 없으나 특정한 골절에 고유하기 때문에 골절 패턴으로부터 유추될 수 있다. 이러한 인대 부상의 임상학적 중요도는 대부분의 발목 골절은 판과 나사를 사용하여 내부 고정되지만

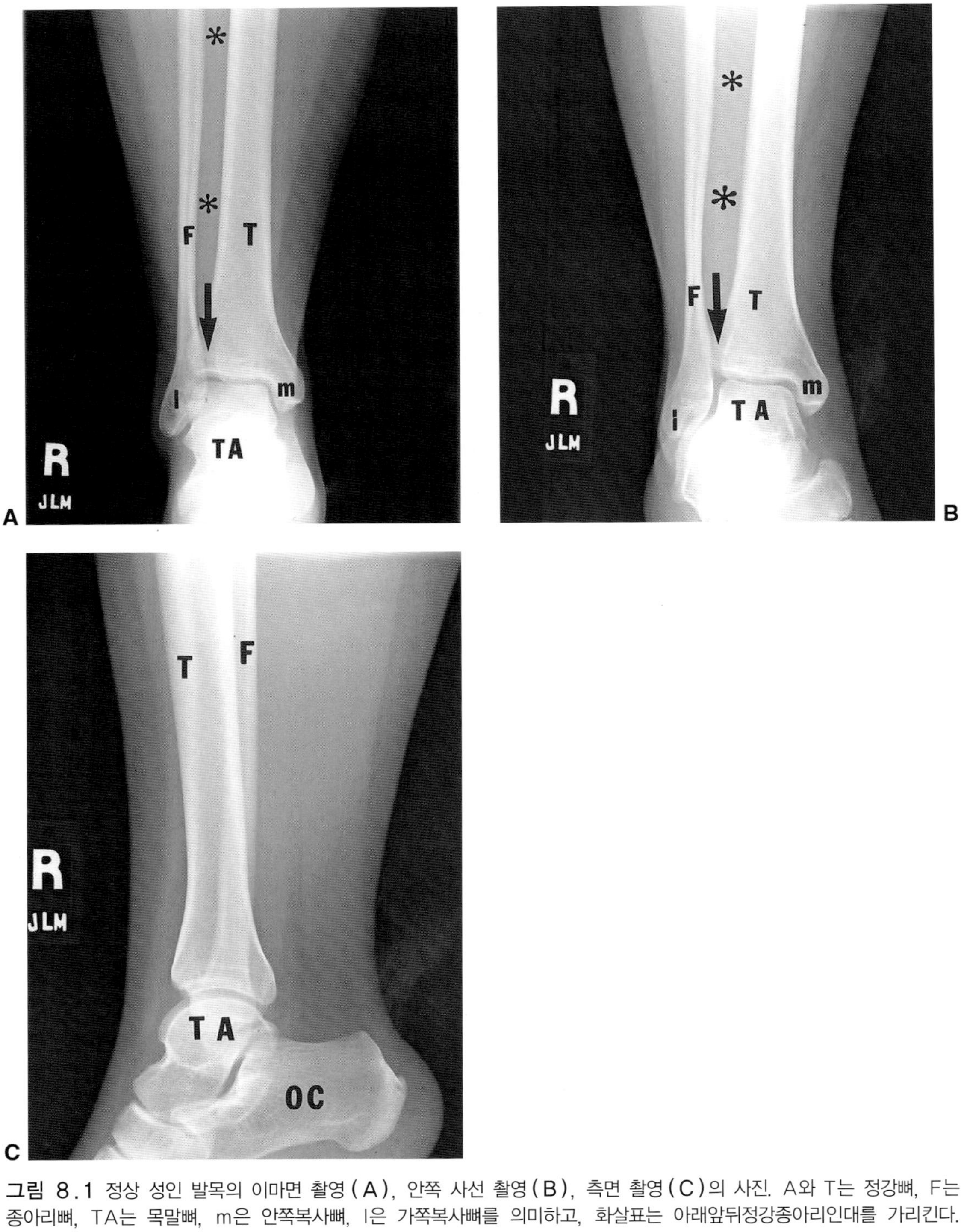

그림 8.1 정상 성인 발목의 이마면 촬영(A), 안쪽 사선 촬영(B), 측면 촬영(C)의 사진. A와 T는 정강뼈, F는 종아리뼈, TA는 목말뼈, m은 안쪽복사뼈, l은 가쪽복사뼈를 의미하고, 화살표는 아래앞뒤정강종아리인대를 가리킨다. 뼈사이막은 별표로 나타냈다. B. 안쪽돌림-사선 방사선 사진. T는 정강뼈, F는 종아리뼈, TA는 목말뼈, m은 안쪽복사뼈, l 은 가쪽복사뼈를 의미하고, 화살표는 정강종아리인대의 위치를 나타낸다. C. 측면 촬영 사진은 정강뼈(T)와 종아리뼈(F)가 중첩된 모습을 보여준다. TA는 목말뼈, oc는 발꿈치뼈(종골)를 나타낸다.

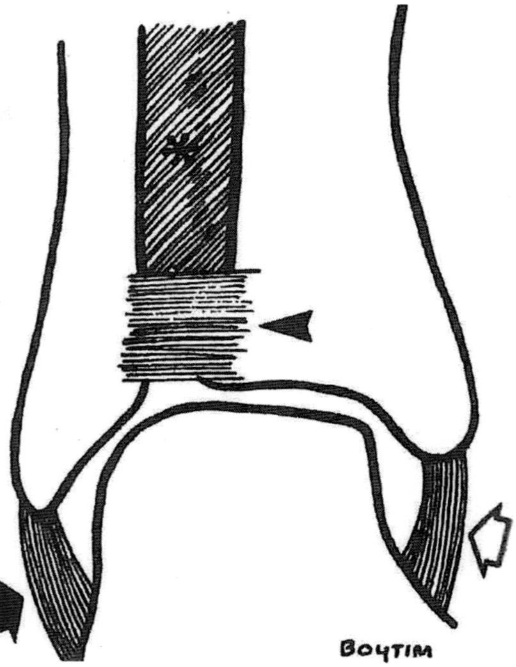

그림 8.2 이마면 촬영으로 주요 발목인대들을 보여주고 있다. 별표는 뼈사이막, 화살표 머리는 아래앞뒤정강종아리인대, 속이 빈 화살표는 안쪽곁인대 (세모인대), 속이 칠해진 화살표는 가쪽곁인대를 나타낸다 (출처: Pope TI, Harris JH의 Harris and Harris' Radiology of Emergency Medicine. 5번째 개정판. Philadelphia, PA: Lippincott Williams & Wilkins).

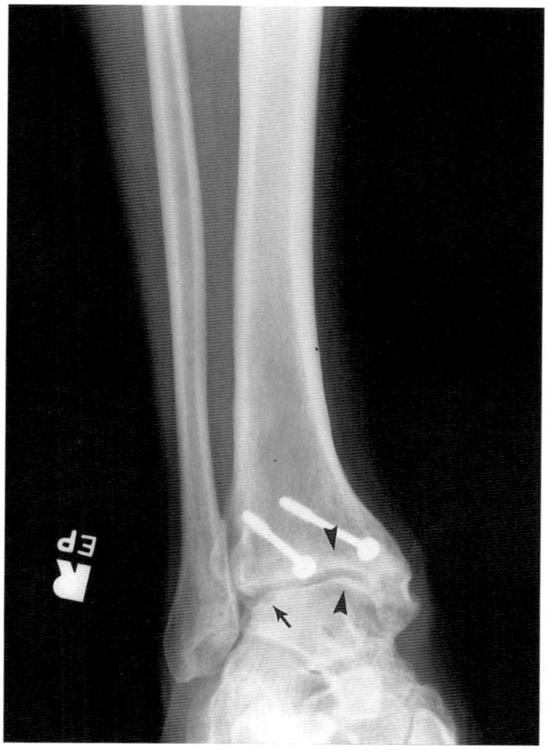

그림 8.3 성인 발목의 이마면 사진은 예전에 시행된 관혈적 정복술과 내적 고정술로 인한 퇴행성 변화를 보여주고 있다. 천장(plafond)과 목말뼈 윗부분 (돔) 사이의 공간이 좁아지고, 인접한 표면에 반응성 경화증 변화(화살표머리)가 발생한다. 목말뼈 윗부분 (돔)에 작은 치구낭포가 형성되었다.

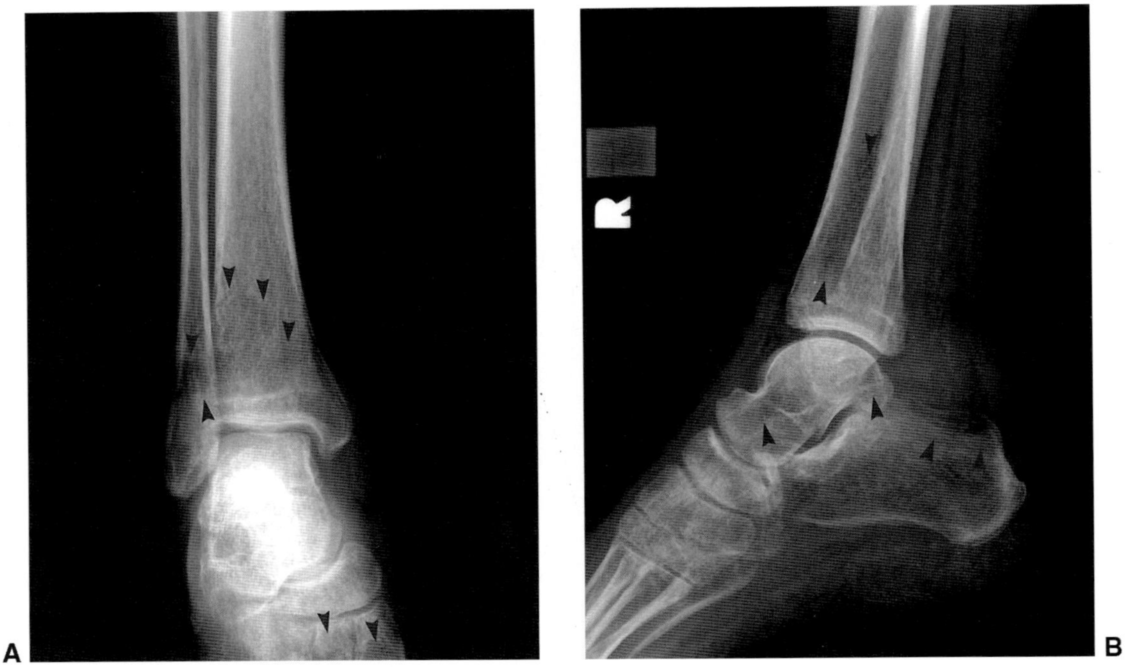

그림 8.4 발목 수술 이후의 무용성 위축. 먼쪽 정강뼈, 먼쪽 종아리뼈, 그리고 발의 뼈에 있는 불규칙한 얼굴 영역(화살표 머리)은 겉질 손상과 뼈잔기둥 패턴을 가진 뼈 흡수 (국소 탈무기질화)를 의미한다. 이런 변화는 이마면 사진(A)과 측면 사진(B)에서 나타난다.

인대 부상은 수술을 통해서 회복할 수 없으며 환자가 물리치료를 받아야 하는 시기까지도 완전히 치료되지 않을 수 있다는 데에 있다. 이에 따라, 발목의 움직임을 수반하는 물리치료 기술은 환자의 인대 결절이 부분적으로 치료되었거나 치료되지 않았을 경우, 환자로부터 고통스러운 반응을 이끌어낼 수 있다.

관혈적 정복술과 내부 고정술의 시술이 필요 없는 골절의 석고를 제거한 후, 방사선 사진 상에서 나타나는 미미하게 변위된 골절의 모습에서 보편적으로 불활동성 위축의 증세를 발견할 수 있다. (그림 8.4)

발목 부상의 방사선 사진 상 모습은 관혈적 정복술과 내부 고정술로 치료되며 이러한 시술은 골절의 종류와 위치, 수술주치의가 선택한 내부 고정 장치에 따라 큰 차이가 난다. 그러나 이와 관련한 내용은 본 교과서가 다루는 범위를 넘어선다. 관혈적 정복술과 내부 고정술의 대표적인 케이스는 본 교과서에 실려 있다.

그림 8.5의 환자는 왼쪽 발목에 연부조직 외전 부상을 입었고, 이는 중앙 곁가지 및 정강종아리 인대의 파열로 이어졌다. 발목의 정상 해부학 구조로의 복원은 그림 8.6에 나와 있는 가로 방사선 투과성 막대를 이용하여 시행될 수 있다. 발목의 내부 고정 장치의 다른 예시는 그림 8.7~그림 8.10에 나타나 있다.

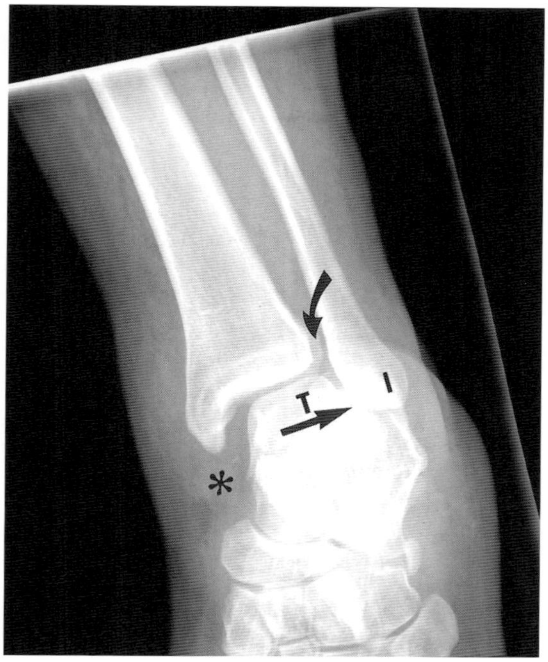

그림 8.5 성인의 왼쪽 발목 AP 방사선 사진. 가쪽번짐 손상 (원인이 되는 측면으로부터의 힘)은 목말뼈의 가쪽 변위를 초래하고, 이것은 가쪽복사뼈 (I)에도 영향을 미친다. 붕괴된 인대는 안쪽곁인대 (세모인대) (별표) 와 아래앞뒤종강종아리인대 (곡선 화살표) 이다. 후자는 비정상적으로 넓은 먼쪽 정강뼈와 종아리뼈 사이의 공간을 보여주고 있다.

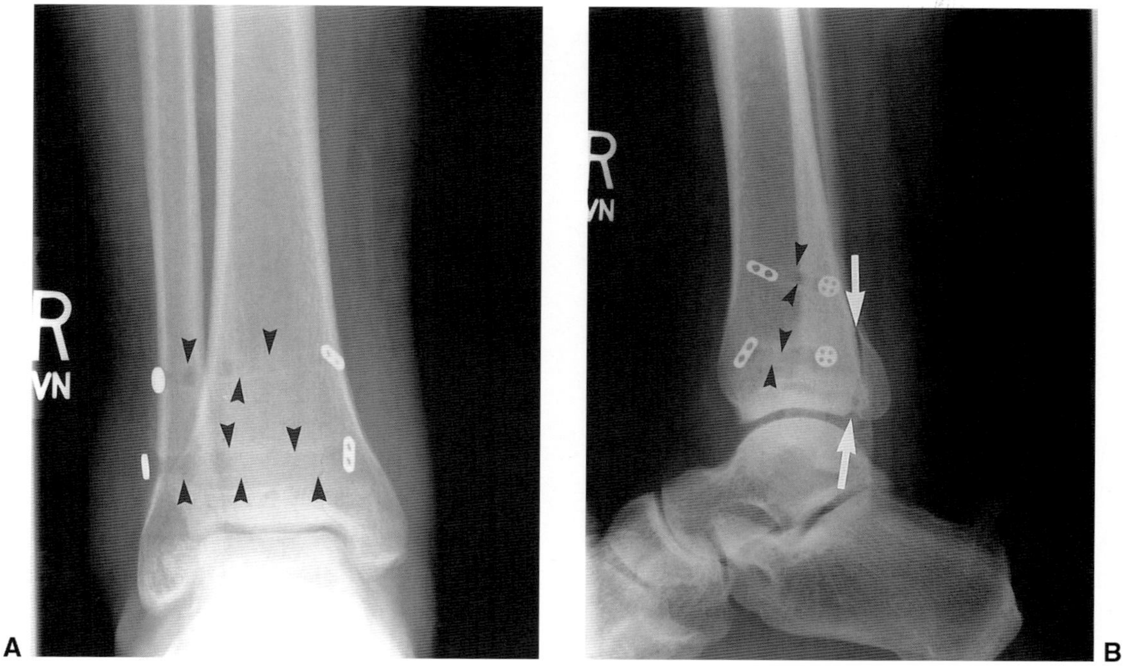

그림 8.6 이마면 촬영(A)과 측면 촬영(B)은 그림 8.5의 손상과 비슷한 손상을 보여주고 있다. 먼쪽 정강뼈와 종아리뼈는 2개의 가로 막대 (화살표 머리) 때문에 정상 관계를 유지할 수 있다. 이 막대들은 금속 원반에 의해 제 위치에 유지된다. 측면 방사선 사진(B)은 뒤정강뼈입술골절 (화살표)을 보여준다.

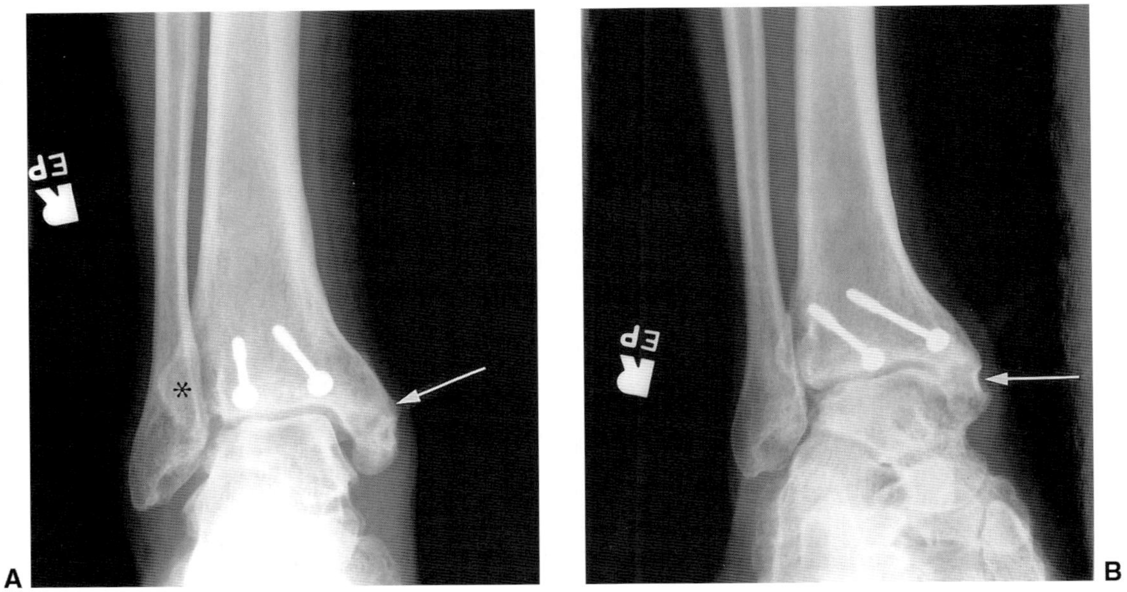

그림 8.7 이마면 촬영(A)과 측면 촬영(B)은 2개의 나사로 내적 고정된 오래 전에 치료된 정강뼈골절을 보여주고 있다. 안쪽복사뼈 (화살표)의 붕괴는 치료된 골절 위치를 나타낸다. 먼쪽 정강뼈와 종아리뼈 (별표)의 중첩 정도는 이마면 촬영(A)이나 사선 촬영(B)에 따라 달라진다.

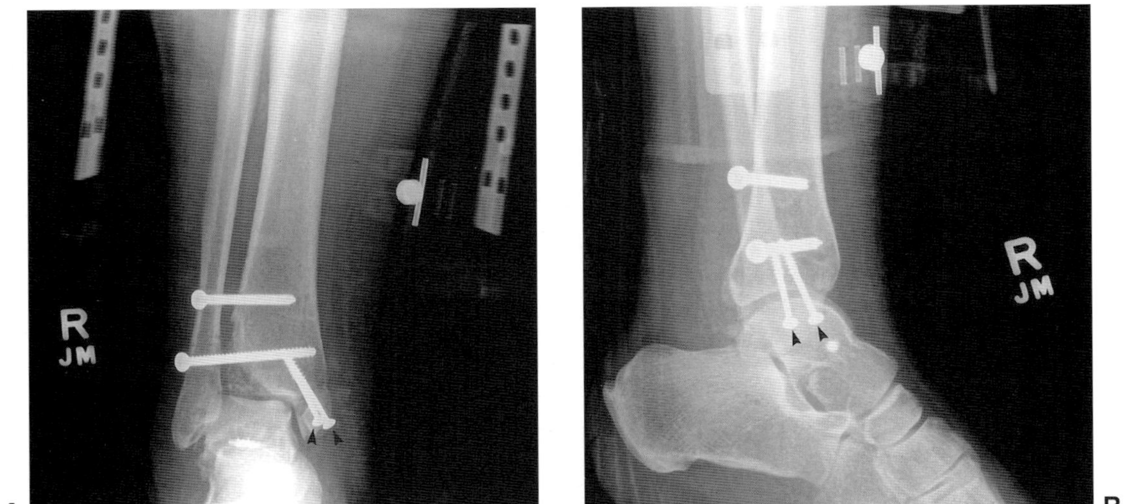

그림 8.8 이마면 촬영(A)과 측면 촬영(B)은 2개의 나사에 의해 내적 고정된 안쪽복사뼈 (화살표 머리)와 2개의 나사로 고정된 먼쪽 정강뼈와 종아리뼈를 보여주고 있다.

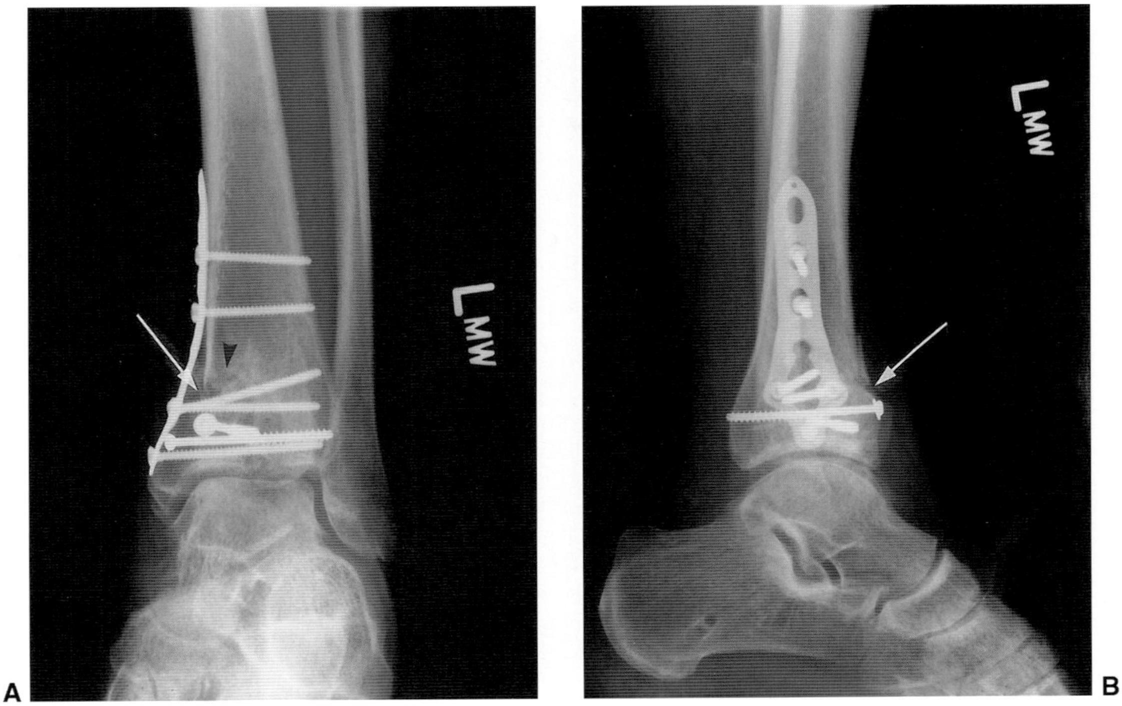

그림 8.9 이마면 촬영(A)과 측면 촬영(B)은 가쪽 사이드 플랫과 여러 개의 나사로 내적 고정된 먼쪽정강뼈골절을 보여주고 있다. 겉질의 손실 (화살표)과 그 아래에 있는 원주 패턴 (화살표 머리)은 급성 골수염 (뼈 감염)의 발생 가능성을 높인다.

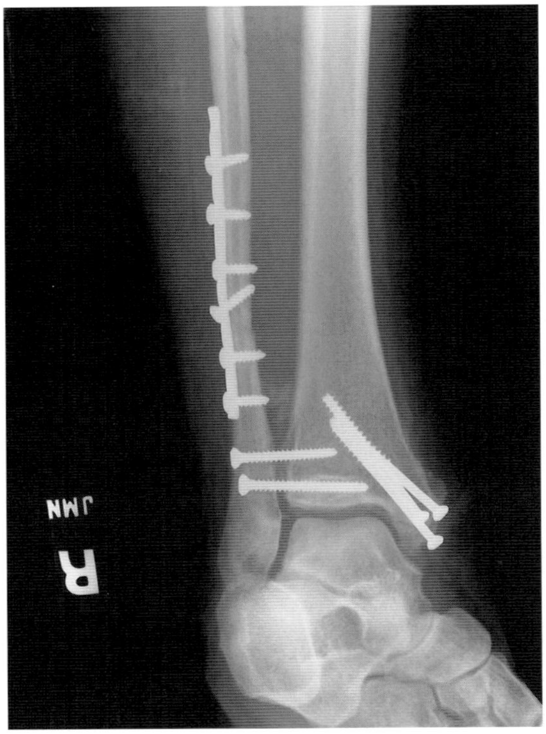

그림 8.10 안쪽돌림된 사선 촬영은 3개의 나사로 고정된 안쪽복사뼈 골절, 2개의 나사로 고정된 먼쪽 정강종아리인대의 공간, 그리고 긴 사이드 플랫과 나사에 의해 해부학 위치로 고정된 종아리뼈먼쪽의 골절을 보여준다.

Glossary / 용어해설

A

절구(acetabulum): 넙다리뼈머리와 관절을 이루는 부위로서, 뼈의 가쪽면이 컵 모양으로 오목하다.

정렬(alignment): 뼈나 신체분절의 세로 위치. 골절 조각들의 상호 위치 관계.

양극(anode): 텡스텐으로 만들어진 X-선 튜브의 한 부분으로서, 음극선(전자)의 포격에 의해 X-선이 방출된다.

앞뒤(AP) : X-선을 환자의 앞쪽에서 뒤쪽으로 빔을 투사하여 촬영하는 것.

주변의(ambient): 둘러싸고 있는. 유기체나 장치가 기능하는 환경과 관련된.

뼈곁돌기(apophysis) 뼈에서 자라난 돌출 부위. 뼈의 세로 성장에 기여하지 않지만, 인대나 힘줄의 이는곳과 닿는곳의 지점으로 작용한다.

관절성형술(arthroplasty): 1. 악화된 퇴행성 질환을 치료하기 위해 만들어진 인공 관절. 2. 관절의 통합과 기능을 회복하기 위한 수술 방법.

고리뼈(atlas): 첫번째 목뼈. 위쪽의 뒤통수뼈와 아래쪽의 중쇠뼈와 관절을 이루는 목뼈로서, 중쇠뼈의 치아돌기를 중심으로 회전을 한다.

원자(atom): 양성자와 중성자를 포함하는 원자핵과, 그 주위를 돌고 있는 전자로 이루어져 있다. 옛날에는 더 이상 분리될 수 있는 최소 단위의 소립자로 생겨져 왔다.

축(axis): 1. 구체의 양쪽 끝에 극이 달린 막대. 2. 물체의 중심선. 3. 2번 목뼈인 중쇠뼈.

박리(avulsion): 분리되어 찢어진 것.

B

윤활주머니(bursa): 윤활막과 윤활액을 가진 주머니로서, 대개 마찰이 많이 발생하는 부위에 위치한다. 예를 들어, 노출되거나 튀어나온 뼈 위, 혹은 힘줄이 있는 부위에서 많이 발견된다.

C

연골(cartilage): 무혈관성 결합조직으로서 경도가 높다. 연골은 세포(연골세포), 세포외기질(collagen), 바탕질(proteoglycans)으로 구성되어 있다. 연골은 3 종류가 있는데, 유리연골, 탄성연골 및 섬유연골이다. 연골은 무혈관성이고, 탄성이 좋고, 유연한 연골로서 주로, 관절, 가슴벽, 그리고 인두와 같은 관성 구조물 및 귀 등에서 발견된다. 초기 태아들은 연골로 뼈대가 이루어지지만 나중에 뼈로 대체된다.

일반 방사선 사진(conventional radiography): X-선이 필름이나 디지털 플레이트에 충돌하여 만들어진 영상.

관상(coronal): 관상면과 관련된.

십자(cruciate): 십자 모양.

D

밀도(density), 방사능밀도(radiodensity): 임상 방사선 사진에서, 덜 노출된 부위로 보다 큰 물리적 부피를 가지고 있는 신체 부위(뼈)이다. 사진 상에서 빛이 더욱 많이 통과한 물질일수록, 밀도가 높다.

치구(detritus): 파괴되거나 부식된 섞은 물질로서, 무세포 파편 등을 지칭한다.

뼈몸통(diaphysis) : 긴 뼈의 몸통

탈구(dislocation) : 관절을 이루는 뼈들의 정상적인 위치 관계가 깨어진 것.

E

전자(electron) : 양성자 주위를 돌고 있는 음의 전하를 띤 소립자.

뼈끝(epiphysis) : 팔다리의 긴 뼈에서 골화의 중심으로부터 발달된 뼈 부위로서, 뼈몸통의 골화 중심과 분리되어 있다. 뼈몸통끝과 달리, 뼈끝은 뼈의 세로 성장을 담당한다.

F

섬유연골(fibrocartilage) : 인대이나 힘줄과 뼈 사이를 연결하는 다양한 연골.

오목(fossa) : 평면 부위보다 약간 아래쪽으로 움푹하게 들어간 부위.

골절(fracture) : 부러진 것. 특히 뼈나 연골이 파괴된 것.

융합(fusion) : 두 개의 뼈가 하나로 합쳐져, 두 뼈사이에서 움직임이 일어나지 않는다.

I

이온화(ionization) : 방사능과 물질의 상호작용으로 발생하는 이온의 생성.

L

가쪽(lateral) : 측면. 안쪽이나 정중 시상면에서 많이 떨어져 있는 부위.

인대(ligament) : 2개 이상의 뼈, 연골이나 기타 구조물을 연결하는 띠 모양의 섬유성 조직이고, 또 근막과 근육을 지지해 주는 역할을 한다.

투명한(lucent, radiolucent) : 뼈처럼, X-선 영상에서 투명하게 나타나는 것으로서, 방사선 빔을 모두 혹은 거의 흡수한다.

M

부정정렬(malalignment) : 정상 위치에서 벗어난 골절 조각의 변위.

복사뼈(malleolus) : 발목의 양쪽 옆에 있는 둥근 뼈 융기.

뼈몸통끝(metaphysis) : 뼈몸통과 뼈끝 사이의 영역.

장부구멍(mortise) : 먼쪽 정강뼈와 먼쪽 종아리뼈가 연결된 부위로서, 목말뼈 위에 위치한다.

MR : 자기공명; 비이온화 형태의 영상을 만들어 낸다.

O

사선(oblique) : 방사선학에서, 이마면과 측면의 중간 방향.

불투명한(opaque) : 방사선 사진에서, 빛을 통과시키는 영역은 X-선에서 불투명한 영역으로 표시된다. 방사선 사진에서 "치밀하다는 의미"와 "불투명하다는 의미"는 비슷한 의미로 쓰이며 서로 대체될 수 있다. "밀도"의 용어를 참고하다.

P

무릎뼈(patella) : "무릎 모자(kneecap)"로 불리는 무릎관절의 뼈.

병리(pathology) : 질병 과정으로부터 발생한 구조적인 변화나 기능적 변화.

피부를 통한(percutaneous) : 손상되지 않은 피부를 통해, 침이나 와이어, 카테터 내적 고정장치 등과 같은 물질이 피부 속으로 들어가는 것.

생리학(physiology) : 유기체의해부학 구조 보다는 그들의 정상 기능이 어떠한지를 연구하는 학문.

천장(plafond) : 천장 특히, 정강뼈 먼쪽끝단의 관절면으로서 발목관절의 천장을 의미한다.

R

방사선 기사(radiographer) : 환자의 진단영상을 촬영하는 기술자.

S

시상(sagittal) : 신체의 좌우면

경화증(sclerosis) : 딱딱해지는 것. 방사선 사진에서 반응성 경화증은 비정상적인 체중부하에 의해 뼈의 밀도가 증가된 것.

척추분리증(spondylolysis) : 척추뼈의 퇴행이나 발달 결손. 대개 관절사이부에서 발생하고, 심해지면, 척추전방전위증을 초래할 수 있다.

척추전방전위증(spondylolisthesis) : 엉치뼈나 아래쪽에 있는 허리뼈몸통이 앞쪽으로 이동한 것.

연골밑(subchondral) : 연골의 아래쪽.

관절주머니밑(subcapsular) : 관절주머니의 아래쪽.

아탈구(subluxiation) : 불완전한 탈구; 정상 관계가 변화되지만, 두 뼈가 여전히 접촉하고 있는 상태.

섬유연골결합(symphysis) : 연골관절의 한 형태로서, 섬유연골에 의해 두 뼈가 하나로 연결된 것.

인대 결합(syndemosis) : 섬유관절의 한 형태로서, 서로 마주보는 표면이 인대에 의해 고정된 것.

T

가로(transverse) : 신체의 긴축과 수직을 이루는.

Stedman's Medical Dictionary. 27th ed. Philadelphia, PA: Lippincott Williams &Wilkins; 2000.